日本摂食嚥下リハビリテーション学会eラーニング対応

第5分野

摂食嚥下障害患者の栄養—Ver. 3

日本摂食嚥下
リハビリテーション学会 編集

医歯薬出版株式会社

編集（日本摂食嚥下リハビリテーション学会教育委員会「摂食嚥下障害患者の栄養」担当.
　　＊同委員会委員長）

出江紳一*：東北大学大学院医工学研究科リハビリテーション医工学分野教授
石野智子：聖隷佐倉市民病院栄養科
尾﨑研一郎：足利赤十字病院リハビリテーション科

執筆者一覧（執筆順）

栢下　　淳：県立広島大学人間文化学部健康科学科教授
小城　明子：東京医療保健大学医療保健学部医療栄養学科教授
若林　秀隆：東京女子医科大学病院リハビリテーション科教授
近藤　国嗣：東京湾岸リハビリテーション病院院長
瀬田　　拓：国際医療福祉大学病院リハビリテーション科部長
藤森まり子：聖隷三方原病院，摂食・嚥下障害看護認定看護師
藤島　一郎：浜松市リハビリテーション病院病院長
大越　ひろ：日本女子大学名誉教授
三鬼　達人：藤田医科大学病院看護部看護科長
　　　　　　摂食・嚥下障害看護認定看護師
江頭　文江：地域栄養ケアPEACH厚木

日本摂食嚥下リハビリテーション学会教育委員会

出江紳一（委員長），石野智子，重田律子，小山珠美，柴田享子（～2018年度），柴田斉子，
戸原　玄，中山渕利，福永真哉，弘中祥司，渡邉理沙，尾﨑研一郎

This book was originally published in Japanese
under the title of：

NIHON SESSHOKU-ENGE RIHABIRITESHON GAKKAI I RANINGU TAIO
DAI 5 BUNYA SESSHOKU-ENGE SHOGAI KANJA-NO EIYO BAJON 3
(Based on The Japanese Society of Dysphagia
Rehabilitation e-learning programs
"5. Nutrition in Dysphagia" Ver. 3)

Editor：
The Japanese Society of Dysphagia Rehabilitation

ISHIYAKU PUBLISHERS, INC.
7-10, Honkomagome 1 chome, Bunkyo-ku,
Tokyo 113-8612, Japan

シリーズVer. 3発行にあたって

日本摂食嚥下リハビリテーション学会（以下，学会）の会員数は15,000人を超え，毎年1,000人以上のペースで増加している．認定士は3,000人を超える．それぞれの地域のニーズに対して未だ充足しているとはいえないにしても，このような普及は世界的にも例をみない．これは日本の医療者が「食」というQOLをいかに大切に扱ってきたかを反映していると思われる．

誰でもが最初は初心者である．教育-研究-臨床実践は一体であり，知識を実践し，疑問を研究に結びつけ，その努力が新たな知識を生みだす．摂食嚥下リハビリテーションという学際科学の発展は，30年前の初心者が地道に努力を続けてきた結果であることは間違いないが，そのような臨床家が集まり知見を交換する場を提供し，さらに教育コンテンツとして誰でもがアクセスできるようにした学会の意義は大きいと考える．

本書は，学会インターネット学習システム（eラーニング）の参考書である．令和元年度のeラーニング改訂にあわせて本書も改訂されることとなり，ここに上梓されるに至った．今改訂においても新たなコンテンツの作成にあたられた方々をはじめとして関係各位に感謝申し上げる．現在の学問と臨床の水準にあわせてそれぞれのコンテンツを改訂したことに加えて，概念を整理するために内容の移動など編集にも注意を払った．特に項目として新たにサルコペニア（第5分野）を立てたのは，高齢者の嚥下障害関連肺炎と摂食嚥下障害，およびサルコペニアの関連が注目されるとともに，その知見が集積されつつあることによる．

本書の内容は，摂食嚥下リハビリテーションの実践において多職種が連携するための共通言語である．学会認定士を目指す方はもちろん，すでに専門家として活躍されている方々が，周囲のスタッフを巻き込んで連携するための教育ツールとして活用することもできるだろう．本書が患者さんのために日々努力されている臨床家や教育者の役に立つことを願っている．

令和2年5月

一般社団法人日本摂食嚥下リハビリテーション学会
教育委員会委員長　**出江紳一**

シリーズVer. 2発行にあたって

本書は，日本摂食嚥下リハビリテーション学会インターネット学習システム（eラーニング）の参考書である．平成27年度のeラーニング改訂に合わせて本書も改訂されることとなり，ここに上梓されるに至った．これまで同学会認定制度の確立，eラーニングの立ち上げ，そして認定事業の継続と発展に携わってこられた関係各位に深く敬意を表する次第である．

いうまでもなく摂食嚥下リハビリテーションは多職種協同の営みであり，疾患の急性期から生活期までの，すべての時期で重要な役割を演じるだけでなく，予防的な対応を含めると，ほとんどすべての国民に関係するといっても過言ではない．学会発足から20年が過ぎ，摂食嚥下リハビリテーションは専門性を深化させてきた．その多様で広汎な知識と技術のなかから，共通の基本的な医療関連知識を明示することが，専門領域の社会的責任として求められることになる．その意味で，誰でもが入手できる本書の意義は大きい．

内容は，摂食嚥下の基本的理解，摂食嚥下障害の評価，同障害へのさまざまな対応等が網羅されており，それぞれの領域の第一人者により平易に述べられている．本書の基本的知識は日本摂食嚥下リハビリテーション学会認定士を目指す方はもちろん，すべての保健・医療・福祉関係者に有用であると思われる．より多くの方々が本書を参考書として摂食嚥下リハビリテーションの基本を学び，日々の実践に活かして下さることを願っている．

平成27年6月

一般社団法人日本摂食嚥下リハビリテーション学会
教育委員会委員長　**出江紳一**

シリーズ刊行に寄せて（Ver. 1収載）

日本摂食・嚥下リハビリテーション学会は，摂食・嚥下リハビリテーションにかかわる多職種が集まり，患者ニーズに対し協力的，効率的，合目的に対応を考えるというtrans disciplinaryな対応を可能とすべく，1996年9月に発足した．以来，本分野の研究，発展，普及に努めており，現在では会員数が6,000名を超えている．また，2009年8月には一般社団法人となり，急速に高まる社会的ニーズに応えるべく法人格を取得し，アイデンティファイされることとなった．

本学会は，この法人格取得と同時に認定士制度を設けた．その目的は，認定士制度規約の第1条に記されているが，「『日本摂食・嚥下リハビリテーション学会認定士』制度は，日本摂食・嚥下リハビリテーション学会総則第2条『摂食・嚥下リハビリテーションの啓発と普及，その安全で効果的な実施のために貢献する』を積極的に具現化するために，摂食・嚥下リハビリテーションの基本的な事項と必要な技能を明確化し，それらの知識を習得した本学会の会員を認定することを目的とする」である．本領域の活動は，多職種が担う．そのため，摂食・嚥下リハビリテーションを行うに当たって，当該職種が知っておかなくてはならない共通の知識，そして各職種の適応と制限に関する知識を明確化しておくことは，学会の重要な責務であろう．また，そのような知識を有するものを学会が認定し，その知識レベルを保証することは大変意義深い．

この知識は，われわれの活動の基礎になるものである．そして，その学習方法の一つが，本書の骨子となるeラーニングにあたる．この概要は，インターネット上で体系的に6分野78項目に分類された最重要事項を供覧することで，上記のような共通知識の整理をはかるものである．そして，この課程を修めることが，認定士受験資格の重要な要件の一つとなる．

さらに，認定士の展開としては，認定を得たものがそれぞれの専門職種において，より専門的な知識や技能を修得できるような構造が望ましいと考えられる．例えば，この認定士資格をもつものが，高度な実習を要するセミナーに参加ができるなどである．また，関連する他の学会の学会員が，この認定士の水準を十分に備えていると認められるような場合は，申請により認定士の資格を与えるなど，関連学会と発展的な関係を築く基盤となる．

今回，ここに上記のようなeラーニング各分野の学習内容をもとに，書籍を刊行することになった．それは，eラーニング受講者の学習の便をはかるとともに，より多くの人に必要最低限の共通知識を知ってもらい，本領域がいっそう伝播することを企図したことによる．

そうして学習基盤を整理することで関係職種の多くの方が本学会へ参加できるようになり，それによって摂食・嚥下障害を有する患者の幸せに少しでも寄与することができれば，望外の喜びである．

2010年8月

一般社団法人日本摂食・嚥下リハビリテーション学会
理事長　**才藤栄一**

緒　言（Ver. 1収載）

本書は，日本摂食・嚥下リハビリテーション学会インターネット学習システム（eラーニング）の参考書である．eラーニングによる学習を支援することを目的とし，eラーニングコンテンツを踏襲した内容で構成されている．内容は豊富で網羅的なので，日本摂食・嚥下リハビリテーション学会会員以外の方々にもおおいに参考にしていただけるものになっている．

eラーニングは，2010年7月16日に開講した．その構想は2007年に認定制を計画することが決まり，認定士としてふさわしい知識をどのように会員に伝達するかを検討する過程で始まった．当初は研修会を日本各所で開催し，これらを受講した会員が認定士試験受験資格を得るという従来型の案もあったが，日本摂食・嚥下リハビリテーション学会会員の職種は，非常に広範囲にわたるので，共通の基本的な医療関連知識を担保する必要があった．たとえば，医療の総論的な内容やリスク管理の知識は教育環境にいる人たちにはあまり馴染みがないかもしれないが，このような知識は学会認定士にとっては必須事項になるべきである．

このような広い内容を含めると，およそ20時間に相当するセミナーが必要になる．これを研修会のスタイルで行うには，物理的，経済的に困難だった．また，日本摂食・嚥下リハビリテーション学会会員は，少人数職場に従事しているため気軽に学会や研修会に参加しにくい環境にあることも多い．このような背景から，当時の資格制度準備委員会（現認定委員会）は，認定士試験受験資格としてのeラーニング構想を理事会に提案し，理事会において歓迎をもって受理され，学会の最重点課題の一つになった．

2008年の第14回学術大会では，総会，シンポジウムでこの構想を発表し，理解をいただいた．その後，2年の歳月を経て，何とか準備が整い，2010年7月，開講に至った．

コンテンツの作成は，日本摂食・嚥下リハビリテーション学会認定士のうち資格制度準備委員会で推薦し，理事会で承認された各分野の専門家76名と認定委員20名が分業してあたった．内容に関しては，コンテンツの作成者と認定委員との間で調整を行った．この作業は困難なこともあったが，各コンテンツは工夫された．また，最初の構想では必要最低限の知識を中心に構成される予定だったが，この域を大きく超えて，非常に充実した内容になった．

実際のeラーニングをご覧いただくとわかるが，1コンテンツ10から15枚程度のスライドに，解説文が付随し，それを読み進め，最後に確認問題をして1コンテンツが終了するという構成になっている．動画なども多用してあり非常にわかりやすい内容である．しかし，一度学習が終了したあとに，再度確認したいということもあるだろうし，もう少し詳しい解説がほしいということもあるだろう．

本書はこのような要望に対応することを目的に出版された．より多くの方に，有効に活用していただけることを願っている．

2010年8月

一般社団法人日本摂食・嚥下リハビリテーション学会

認定委員会委員長　**馬場　尊**

§21　臨床栄養の基礎

63　栄養療法の基礎

64　栄養スクリーニング・栄養アセスメント

67 障害者・高齢者の栄養管理 （近藤国嗣）32

§22 経管栄養法

68 経管栄養の適応・種類と特徴・合併症 （瀬田　拓）46

本書をお読みになる前に

本書は，日本摂食嚥下リハビリテーション学会の「e ラーニング」をもとに構成しています．学会の認定士制度規約によれば，e ラーニングとは，

・第 6 条　認定委員会は研修プログラムの一つとして、本制度（注；認定士制度）の求める認定水準としての知識と技能を伝達するためのインターネット学習プログラム（以下「e ラーニング」という）を企画し運営する。e ラーニングは本学会員の希望者に公開される。e ラーニングは本制度の求める認定水準を公開すると同時に、参照履歴登録機能や学習登録機能を作成し、一定基準に達したものに修了証を発行する。

とされています．

本書は，このｅラーニングの学習内容をもとに構成され（次ページ，ｅラーニング全体の項目参照），当該プログラム受講者にとってはその学習の一助となるように編纂されています．また，未受講者は同水準のアブストラクトを学習できるとともに，当該プログラム受講に先立つ「予習」として役立てることもできます（**下図**）．

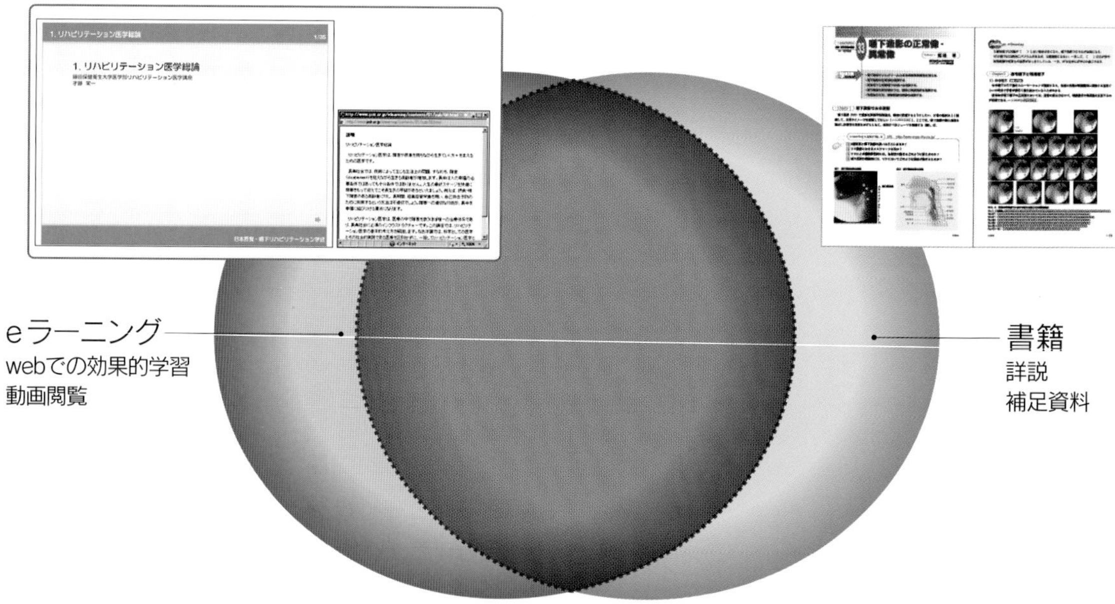

図　eラーニングと本書の関係（概念）

e ラーニング全体項目

分野（第 1 段階）	授業科目（第 2 段階）	no.	コース（第 3 段階）	管理者（敬称略）
摂食嚥下リハビリテーションの全体像（第 1 分野）	1．総論	1	リハビリテーション医学総論	才藤栄一
		2	摂食嚥下のリハビリテーション総論	椿原彰夫
	2．解剖・生理	3	構造（解剖）	依田光正
		4	機能（生理）	下堂薗恵
		5	嚥下モデル：4 期モデル・プロセスモデル	松尾浩一郎
	3．原因と病態	6	摂食嚥下各期の障害	薛　克良
		7	原因疾患：脳卒中	藤島一郎
		8	原因疾患：神経筋疾患	野﨑園子
		9	原因疾患：頭頸部癌	藤本保志
		10	加齢と摂食嚥下機能	植松　宏，山脇正永
		11	摂食嚥下に影響する要因	小口和代
		12	合併症：誤嚥性肺炎・窒息・低栄養・脱水	藤谷順子
摂食嚥下リハビリテーションの前提（第 2 分野）	4．リスク回避	13	リスク回避のための基礎知識・環境整備	永見慎輔
		14	誤嚥への対応法：体位ドレナージ・ハフィング	加賀谷斉
		15	窒息・嘔吐への対処法	神津　玲
		16	リスク回避に有用な器機と使い方	高橋博達
	5．感染対策	17	感染防御総論	市村久美子
		18	食中毒の予防	石野智子
	6．関連法規・制度	19	訓練実施に関連する医療関係法規	鎌倉やよい
		20	摂食嚥下リハビリテーションに関わる診療報酬	小野木啓子
		21	摂食嚥下リハビリテーションに関わる介護報酬	植田耕一郎
摂食嚥下障害の評価（第 3 分野）	7．患者観察のポイント	22	主訴・病歴・問診	青柳陽一郎
		23	全身症状，局所症状	石井雅之，加賀谷斉
	8．スクリーニングテスト	24	質問紙・包括的評価	深田順子，小山珠美
		25	摂食嚥下障害の評価（スクリーニングテスト）	戸原　玄
		26	その他のスクリーニングテスト	高橋浩二
		27	医療機器による評価	中山渕利
	9．嚥下内視鏡検査	28	概要・必要物品・管理	野原幹司
		29	検査の実際・合併症とその対策	藤井　航
		30	正常所見・異常所見・小児の検査の要点	太田喜久夫，木下憲治
	10．嚥下造影	31	概要・必要物品・造影剤	武原　格
		32	検査の実際・合併症とその対策（嚥下造影検査）	柴田斉子
		33	正常所見・異常所見，小児の検査の要点	馬場　尊，北住映二
	11．重症度分類	34	摂食嚥下障害臨床的重症度分類 摂食嚥下能力グレード / 摂食嚥下状況のレベル	大野友久
摂食嚥下リハビリテーションの介入（第 4 分野）	12．口腔ケア：総論	35	口腔ケアの定義・期待される効果	角　保徳
		36	歯・義歯・口腔粘膜の観察	渡邊　裕
		37	唾液の基礎知識	菊谷　武
	13．口腔ケア：各論	38	口腔ケアの準備，歯の清掃法，必要器具・薬剤	柴田享子
		39	舌・粘膜の清掃法，洗浄・うがい・保湿，必要器具・薬剤	石田　瞭
		40	小児の口腔ケアのポイント	水上美樹
	14．間接訓練：総論	41	間接訓練の概念	川岸　惠
		42	筋力訓練・関節可動域訓練の基礎	園田　茂
摂食嚥下リハビリテーションの介入	15．間接訓練：各論	43	口腔器官の訓練	西尾正輝
		44	鼻咽腔閉鎖・咽頭収縮・喉頭閉鎖訓練	倉智雅子
		45	発声・発語訓練	福岡達之，藤原百合
		46	準備・口腔期に対する間接訓練	熊倉勇美
		47	咽頭期に対する間接訓練（Thermal tactile stimulation/Shaker 訓練 / 治療機器）	椎名英貴
		48	咽頭期に対する間接訓練：チューブ嚥下訓練・バルーン拡張法	北條京子
		49	呼吸および頸部・体幹に対する訓練	神津　玲
	16．直接訓練：総論	50	直接訓練の概念・開始基準・中止基準	小島千枝子，岡田澄子
		51	段階的摂食訓練の考え方	柴本　勇
	17．直接訓練：各論	52	直接訓練時の環境設定	浅田美江
		53	直接訓練で用いる嚥下誘発手技	長谷川賢一
		54	体位・頸部姿勢の調整	稲本陽子，岡田澄子
		55	直接訓練で用いる嚥下手技	清水充子
		56	食事場面の直接訓練	小島千枝子
	18．食事介助	57	食事場面の観察（中止を考えるとき，条件を守る工夫）	石﨑直彦
		58	食具・自助具・食事介助方法	竹市美加
		59	摂食嚥下障害患者に対する捕食から嚥下までの介助	小山珠美
		60	認知症（認知機能障害）があるときの食事介助	福永真哉
	19．口腔内装置	61	食事時の口腔内装具（義歯，PAP，PLP）	鄭　漢忠
	20．外科治療	62	嚥下機能改善手術，誤嚥防止手術	津田豪太
摂食嚥下障害患者の栄養（第 5 分野）	21．臨床栄養の基礎	63	栄養療法の基礎	栢下　淳
		64	栄養スクリーニング・栄養マネジメント	小城明子
		65	リハビリテーション栄養	若林秀隆
		66	サルコペニア	若林秀隆
		67	障害者・高齢者の栄養管理	近藤国嗣
	22．経管栄養法	68	経管栄養の適応・種類と特徴・合併症	瀬田　拓
		69	具体的方法：経鼻経管栄養・間欠的経管栄養法・胃瘻栄養法	藤森まり子，藤島一郎
	23．食物形態の調整	70	食物物性・形態	大越ひろ
		71	増粘食品の使用方法	三鬼達人
		72	嚥下調整食・調理器具	江頭文江
小児の摂食嚥下障害（第 6 分野）	24．総論	73	小児の摂食嚥下リハビリテーションの特殊性，障害の分類と特徴	弘中祥司，田角　勝
		74	摂食嚥下の発達と障害	弘中祥司
	25．原因疾患	75	構造の異常	舘村　卓
		76	機能の異常	田角　勝
	26．小児への対応	77	評価・介入	綾野理加
		78	栄養管理	近藤和泉

eラーニング 受講方法

（日本摂食嚥下リハビリテーション学会 HPより一部改変）

受講手続きと有効期限

受講には，日本摂食嚥下リハビリテーション学会に入会していることが必要です．

会員が下記の手順に従って受講申請すると，ID とパスワードが発行されますので，IDとパスワードの有効期限内（申し込み月の翌月１日より１年間）に受講を終了してください．有効期限内に修了できない場合は再度受講申請が必要となりますので，ご注意ください．

受講申請

e ラーニング受講申請はオンラインで行います．
https://www.jsdr.or.jp/e-learning/e-learning_application3.html

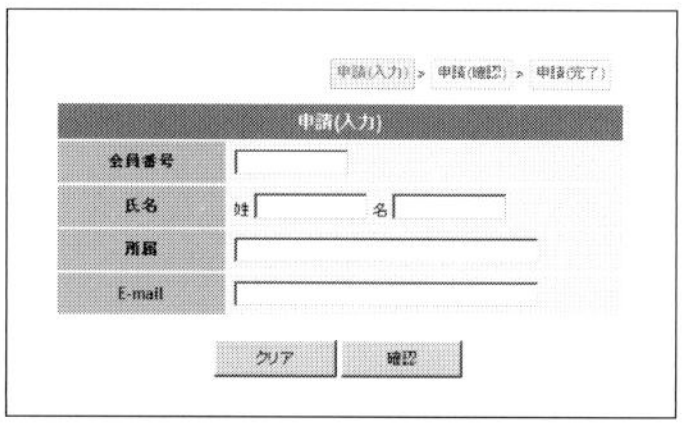

1）会員番号，氏名，所属，メールアドレスを入力し，「次へ」をクリックして次画面へお進みください．
2）入力内容に誤りがないことを確認した後，「申請」ボタンをクリックします．
　※入力内容を修正する場合は，「戻る」ボタンを押して入力画面へお戻りください．
3）ご登録メールアドレス宛に，ID とパスワード，ログイン URL が送付されます．
　（2～3日経過してもログイン情報メールが届かない場合は，事務局までご連絡ください．）
4）メールに記載のログインページより ID とパスワードを入力し，受講を開始してください．

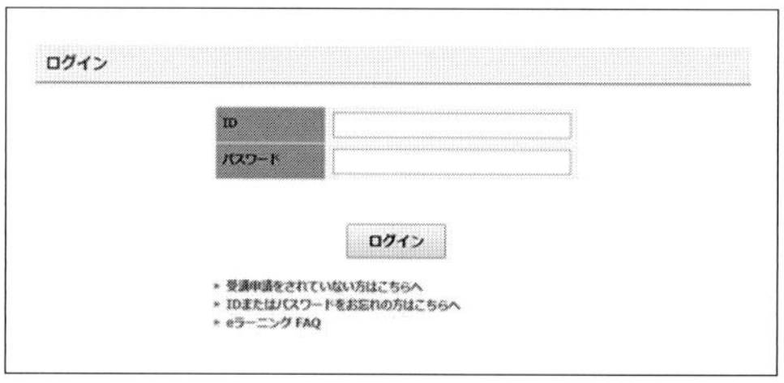

受講コースの選択

1）ログインすると，以下の画面が表示されます．
　講座名称「日本摂食嚥下リハビリテーション学会 e ラーニング Ver.3」をクリックしてください．

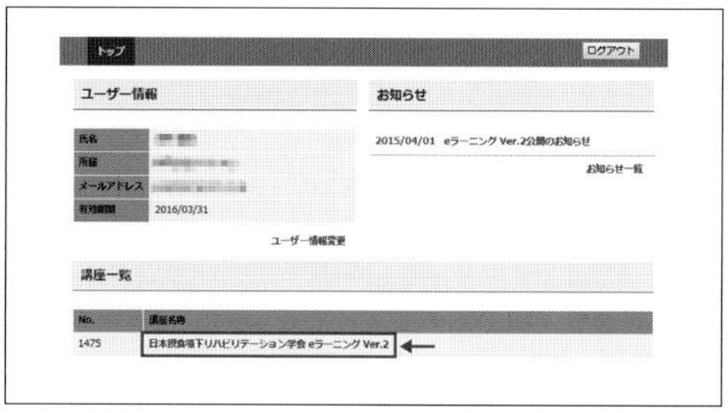

2) 講座一覧画面が表示されます．

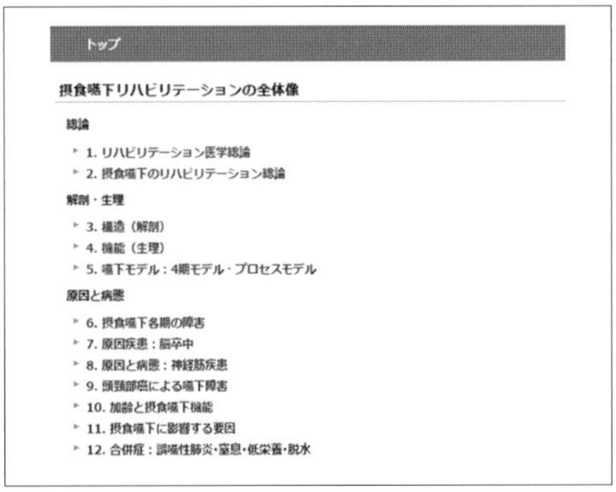

3) 受講するコースをクリックするとスライドショーが始まります．
※すでに受講済みのタイトルには［済］マークが表示されます．
4) 解説が終了すると，確認問題が表示されます．確認問題の次のページに進むと，確認問題の解答が表示されます．
※確認問題は各自で答え合わせをお願いいたします．e-ラーニングの修了に関して，確認問題の成績は問われません．
5) 受講が終了したら必ず，最終ページの「この講座を受講済みにする場合は，こちらをクリックして下さい」をクリックしてください．
※クリックすると「受講済みにしました」と表示されます．この操作を行わずにスライドショー画面を閉じた場合，受講済みとして扱われませんので十分ご注意ください．

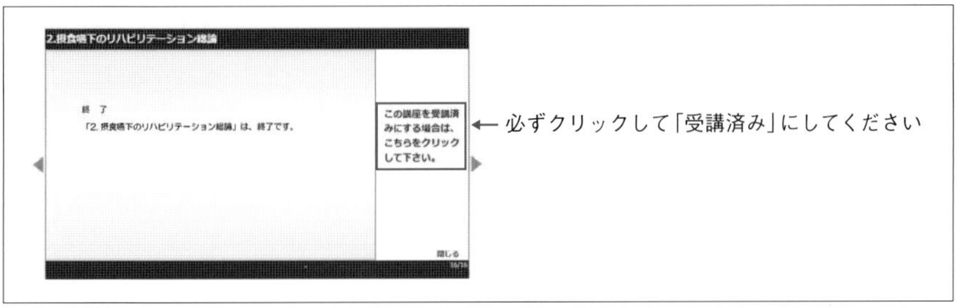

履歴の確認

1) 講座一覧画面のタイトル横に表示される［済］マークをご確認ください．

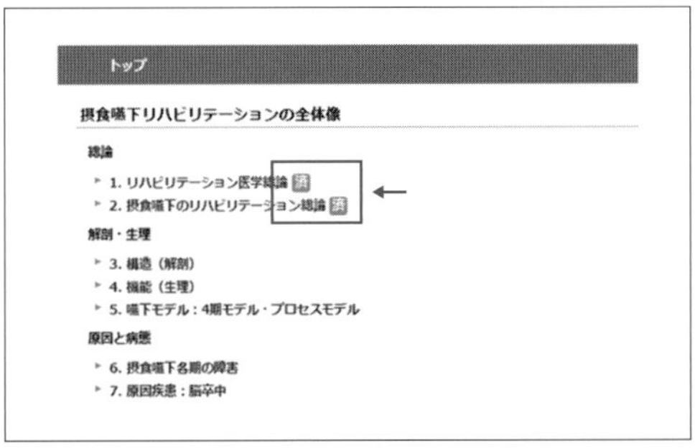

2) 講座一覧画面の下部に全体的な進捗状況を表示しています.

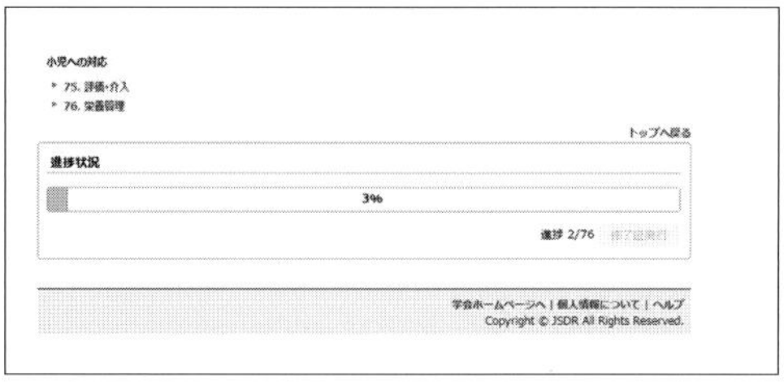

修了証の発行

1) 全ての受講が完了すると，講座一覧画面下「修了証発行」ボタンが有効になります.

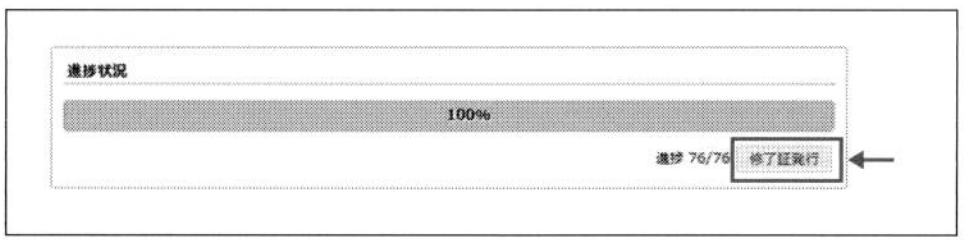

2) 修了証は認定試験申請書に必要です．プリントアウトして大切に保管してください．
IDの有効期間が切れると，印刷できなくなりますのでご注意ください.

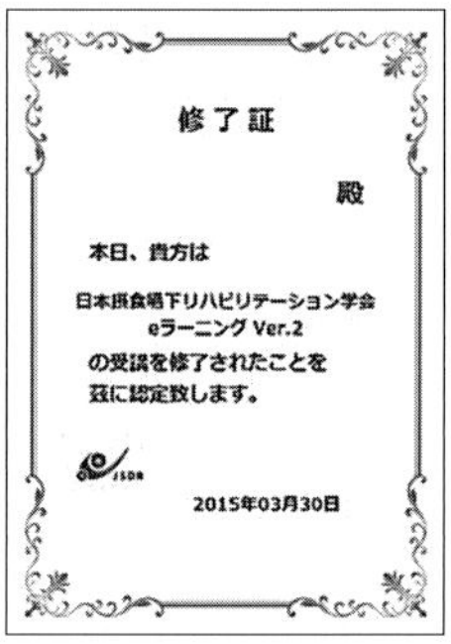
修了証

殿

本日、貴方は

日本摂食嚥下リハビリテーション学会
eラーニング Ver.2
の受講を修了されたことを
茲に認定致します。

JSDR

2015年03月30日

§21

臨床栄養の基礎

e-learning

第5分野
摂食嚥下障害患者の栄養
21—臨床栄養の基礎

63 栄養療法の基礎

Lecturer ▶ 栢下　淳
県立広島大学人間文化学部健康科学科教授

学習目標 Learning Goals
- 栄養不良の概念を理解する
- 栄養不良への介入方法を理解する

▶ Chapter 1　必要栄養量 → (eラーニング ▶ スライド2)

この章では，栄養療法の基礎について学習する．ここで示す栄養は，エネルギー，タンパク質，脂質，炭水化物，ビタミン類，ミネラル類である．また，水分の量についても述べる．

摂食嚥下障害患者が経口摂取する場合，食形態に配慮が必要であり，食形態によっては必要な栄養の確保が困難なため，経口以外からの栄養補給を併用することが必要な場合がある．

必要なエネルギー量の算定は実測することが望ましいが，実測が困難な場合には基礎代謝推定式をもとに算出する．

各種栄養素の必要量については，「日本人の食事摂取基準」[1]の当該「性・年齢」に該当する量を参考にする．ただし，疾患によっては，ガイドラインに栄養療法の記載があるので，それを参考にする．

▶ Chapter 1の確認事項 ▶ eラーニング スライド2対応

1 栄養の重要性と，必要栄養量の考え方を理解する．

▶ Chapter 2　わが国における現状 → (eラーニング ▶ スライド3)

わが国において低栄養患者の存在割合を調べる調査が，厚生労働省の研究班により1990年代後半に実施された[2]．このときの低栄養か否かを判断する基準には，血清アルブミン値が用いられた．血清アルブミンとは，半減期が20日程度の血液中に存在するタンパク質である．血清アルブミンが低値を示すということは，測定日の2週間程度前から食欲不振等で栄養状態が悪くなる状況にあったと推察される．この血清アルブミンが3.5g/dL未満の者は，人間ドックで測定すると1%もいないのに対し，入院患者では40%程度も存在することがわかった（**図1**）．低栄養状態にならないためや，低栄養状態の回復には，適切な栄養量を摂取する必要がある．

▶ Chapter 2の確認事項 ▶ eラーニング スライド3対応

1 わが国における低栄養の現状を理解する．

図1　わが国における低栄養患者（血清アルブミン値3.5g/dL未満）の割合（松田, 1996-1999.[2]）

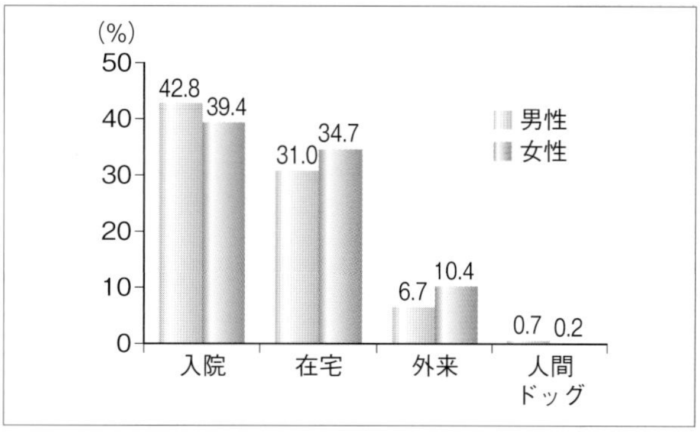

図2　低栄養の転機（Kagansky, et al., 2005.[3]）

・入院時に質問紙MNAで栄養状態を判定し，約1,000日間の生存曲線を示している．

・低栄養患者に適切な栄養管理を行わなかった場合の生存率は著しく低い．

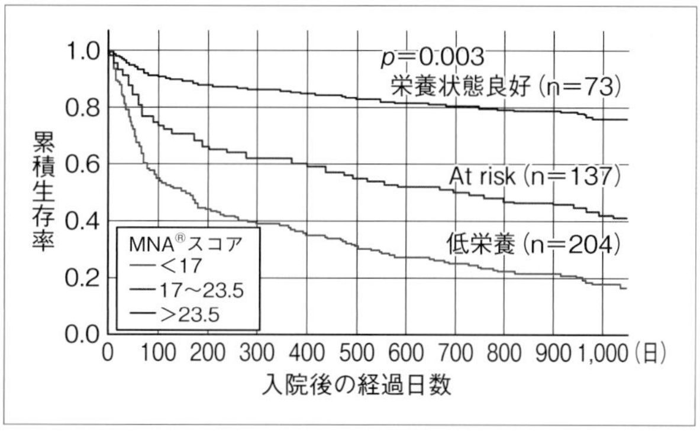

▶Chapter 3　栄養状態の判定 →（eラーニング▶スライド4）

高齢者は低栄養に陥りやすいので，栄養状態判定の簡易スクリーニングが広く用いられている．Mini Nutritional Assessment Short Form（MNA-SF）は65歳以上の高齢者の栄養状態を簡単に評価するためのアセスメントツールで，現在では2009年IAGG（国際老年医学会）総会において完成した最新版の6項目からなるバージョン（MNA-SF）が，わが国をはじめとした世界各国で活用されている（p.33参照）．

▶Chapter 4　低栄養の転機 →（eラーニング▶スライド5）

図2はMNAで「栄養状態良好」「At risk（低栄養の恐れあり）」「低栄養」と判定された入院患者の予後を，約3年にわたり観察した結果である．入院後，1,000日経過した時点での生存率は，栄養状態良好な場合は8割程度であるのに対し，低栄養の場合には2割程度である．このことから，栄養管理は予後に大きく関与することがわかる．

Chapter 4の確認事項▶**eラーニング スライド5対応**

1 栄養管理が予後に関与することを理解する．

▶Chapter 5　必要エネルギーの推定法 →（eラーニング▶スライド6）

適切な投与栄養素量を決める場合，まず必要エネルギー量を決める．その方法として，

表1　必要エネルギーの推定法

摂食嚥下障害患者に投与するエネルギー量を決める方法
・間接熱量計を用いて実測する.
・基礎代謝エネルギーの推定式を用いる.
　基礎代謝エネルギーの推定式は，複数存在（Chapter 6参照）.
　①②は日本人を対象として作成された推定式
　③は，米国人を対象として作成された推定式
　日本人を対象として作成された推定式は，日本人を対象とした場合には，誤差が少ないとの報告がある.

　基礎代謝エネルギーをもとに，活動係数やストレス係数を考慮して，必要エネルギー量を決定する.
　必要エネルギー量＝基礎代謝量×活動係数×ストレス係数
　活動係数；寝たきり1.0，半臥床1.2，歩行可能1.3
　ストレス係数；手術1.1～1.4，発熱，37℃を1℃超えるごとに13%

・基礎代謝量とは，早朝空腹時に快適な室内において安静仰臥位で測定した代謝量である.

表2　基礎代謝エネルギーの推定式

①基礎代謝量（BMI 18.5～25 kg/m^2の場合）
　基礎代謝基準値×W
　Wは体重（kg）
　基礎代謝基準値：男性*50～64歳：21.8 kcal/kg/day，65歳～74歳：21.6 kcal/kg/day，75歳以上：21.5 kcal/kg/day
　　女性50歳以上：20.7 kcal/kg/day
② Ganpuleらの式（2007年）
　(0.1238＋0.0481×W＋0.0234×H－0.0138×Y－0.5473×G)×1000/4.186
　Wは体重（kg），Hは身長（cm），Yは年齢，Gは性別　男性1，女性2
③ハリス・ベネディクト（Harris-Benedict）式（1919年）
　男性　66.47＋13.75×W＋5.00×H－6.78×Y
　女性　655.1＋9.563×W＋1.85×H－4.676×Y
　Wは体重（kg），Hは身長（cm），Yは年齢

＊日本人の食事摂取基準（2020年版）の数値. 2015年版では男性50歳以上：21.5 kcal/kg/day.

① 間接熱量計を用いて実測する.
② 基礎代謝エネルギーの推定式を用いる.

の二つの方法がある（**表1**）. 多くの病院や施設では，基礎代謝エネルギーの推定式を利用することが多い. また，基礎代謝の推定式は，複数存在する. 日本人を対象として作成された推定式もある. 推定式の詳細は次のChapterで説明する.

基礎代謝エネルギー推定式で算出された値に活動係数やストレス係数を乗じて投与エネルギー量を決定する. 基礎代謝エネルギーとは，早朝空腹時に快適な室内において安静仰臥位で測定した代謝量なので，この値をもとに活動量やストレス度を加味して，投与エネルギー量を決める.

Chapter 5の確認事項▶**eラーニング スライド6対応**

1 必要エネルギー量算出の考え方を理解する.

▶Chapter 6　基礎代謝エネルギーの推定式（表2）→（eラーニング▶スライド7）

ここでは，三つの基礎代謝エネルギー推定式を紹介する. 日本人を対象として考えられた推定式は，

表3　必要タンパク質量

・ヒトに対して良質なタンパク質を用いて行った窒素（タンパク質）出納試験では，窒素平衡維持量0.66g/kg体重/日.
・日本人の食事摂取基準（2020年版）では，0.66＊÷0.9（消化吸収率）× 1.25（個人差変動）＝0.92g/kg/日を推奨量としている.
・タンパク質の必要量は，次の因子により影響される.
　食欲不振などで食事量が減少すると，タンパク質からエネルギーを補給するため，タンパク質必要量は増加する.
　感染・外傷・ストレスがある場合，タンパク質必要量は増加する.
・施設入所者や在宅で療養している高齢者では，必要なタンパク質量を摂取できていない事例も多い.

＊日本人の食事摂取基準（2015年版）では0.65.

表2中の基礎代謝基準値[1]，Ganpuleらの式[4]であり，ハリス・ベネディクト（Harris-Benedict）の式[5]は，米国人を対象として考えられた式である．①の式を利用する場合は，変数に体重（kg）を代入する．②の式を利用する場合には，身長（cm），体重（kg），年齢のほか，Gの部分に性別として，男性の場合1，女性の場合2を代入し算出する．③の式は，身長（cm），体重（kg），年齢を代入して算定する．最近の研究では，日本人の基礎代謝を求める場合には③の式に比べ①，②の式のほうが誤差が少ないという報告がある[6]．

Chapter 6の確認事項▶**eラーニング スライド7対応**

1 基礎代謝エネルギーの推定式は複数あることを理解する.

▶Chapter 7　必要タンパク質量（表3）→（eラーニング▶スライド8）

エネルギーの投与量が決まると，次いでタンパク質の投与量を決める．このときに基礎となるのが，過去に報告された窒素出納試験結果である．合計154人の被験者に対して良質なタンパク質を用いて窒素出納試験を行い，窒素平衡を維持できる量として「0.66 g/kg（体重）/日」が求められた[1]．

日本人の食事摂取基準（2020年版）では，この0.66に日常食混合タンパク質の消化吸収率を90％として0.66 ÷ 0.9を求め，さらに，個人差変動率として1.25倍したものをタンパク質の推奨量とした．この式から求められるタンパク質量は0.92 g/kg（体重）/日である．なお，推奨量とは，それを摂取した場合，97.5％の者が充足できると考えられる量である．

しかし，タンパク質の生体の要求量としては，次の要因により変動する．

① エネルギー摂取量が増加すると，タンパク質の節約効果により，タンパク質の必要量は下がる．逆に，エネルギー摂取量が減少すると，タンパク質をエネルギーとして燃焼する必要が生じるため，タンパク質の必要量は増加する．

② 感染・外傷・ストレスでは，タンパク質必要量は増加する．

施設入所者や在宅で療養している高齢者では，体内からのタンパク質排出量が摂取タンパク質量を上まわっていることが少なくないと報告されている[7]．

Chapter 7の確認事項▶**eラーニング スライド8対応**

1 タンパク質摂取の目安を理解する.
2 必要タンパク質量の変動要因を理解する.

表4　必要脂質量

・必須脂肪酸であるn-6系多価不飽和脂肪酸およびn-3系多価不飽和脂肪酸の不足が起こらないように考慮する．
・n-6系多価不飽和脂肪酸が欠乏すると，皮膚の荒れから皮膚炎に進展する．
・n-3系多価不飽和脂肪酸が欠乏すると，皮膚炎や創傷治癒の遅延が起こる．
・n-6系多価不飽和脂肪酸の欠乏を防ぐために，リノール酸をエネルギー比で2%は確保する．リノール酸は，植物油に多く含まれる．
・n-3系多価不飽和脂肪酸の欠乏を防ぐために，α-リノレン酸をエネルギー比で0.5～1.0%は確保する．α-リノレン酸は大豆やマグロに多く含まれる．
・食事で摂取する場合には，摂取エネルギーの20%を脂質から摂取すれば，必須脂肪酸の不足の可能性は低い．

▶Chapter 8　必要脂質量（表4）→（eラーニング▶スライド9）

脂質の投与量について考える．体内で合成することができない必須脂肪酸の不足が起こらないようにする．必須脂肪酸は，n-6系多価不飽和脂肪酸およびn-3系多価不飽和脂肪酸である．

n-6系多価不飽和脂肪酸が欠乏すると，皮膚の荒れから皮膚炎に進展する[8]．n-3系多価不飽和脂肪酸が欠乏すると，皮膚炎や創傷治癒の遅延が起こる[9]．n-6系多価不飽和脂肪酸の欠乏を防ぐために，リノール酸をエネルギー比で2%は確保する．n-3系多価不飽和脂肪酸の欠乏を防ぐために，α-リノレン酸をエネルギー比で0.5～1.0%は確保する．これらを考えた場合，摂取エネルギーの20%を脂質から摂取する必要がある．

Chapter 8の確認事項▶eラーニング スライド9対応

1. 脂質投与時の注意点を理解する．
2. 必須脂肪酸の不足が招く身体症状を理解する．

▶Chapter 9　その他の栄養素→（eラーニング▶スライド10）

これまでに述べてきた栄養素以外の投与量の考え方としては，「日本人の食事摂取基準」の推奨量または目安量の確保をめざす．推奨量とは，ヒトを用いた試験において不足が起こらないように科学的な根拠に基づき求められた数値であり，目安量は，ヒトを用いた試験が困難なため実施されていないが，動物実験の結果などを用いて設定された値である．「日本人の食事摂取基準」では，不足の可能性がある栄養素については，年齢階級，性別ごとに推奨量または目安量が設定されている．ただし，基礎疾患によっては，疾病増悪防止のため，特定の栄養素の制限が行われることもある．

摂食嚥下障害患者のリスクの一つに，脱水がある．脱水にならないためには，必要な水分を確保する必要がある．投与水分量の考え方として，体重1kgあたり成人では40～50mL，高齢者では30～40mL程度が必要である．ここで求められた値から，食物由来の水分量を差し引き，液体として投与する量を算定する．その量の概算として，約1,000mLが必要となる場合が多い．ただし，心疾患・浮腫などで水分制限がある場合には，その指示に従う（**表5**）．とろみをつけた液体（水やお茶など）を飲む患者の場合，飲水量は低下するので脱水のリスクは高くなる．

表5　水分の確保

- 摂食嚥下障害患者のリスクの一つに脱水がある．脱水にならないためには，必要な水分を確保する必要がある．
- 体重1kgあたり成人では40～50mL，高齢者では30～40mL程度が必要である．
- 上記の計算値に，食物由来の水分量を差し引き算定する．
- 水分として，約1,000mLが必要となる場合が多い．
- ただし，心疾患・浮腫などで水分制限がある場合には，その指示に従う．

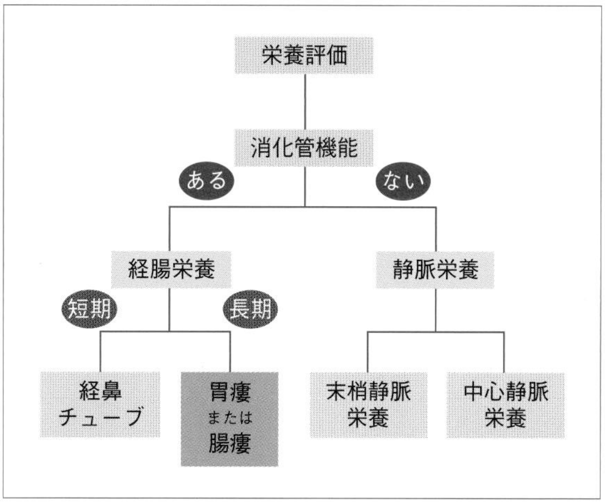

図3　経口摂取ができない摂食嚥下障害患者に対する栄養補給方法の選択

Chapter 9の確認事項▶**eラーニング スライド10対応**

1. 各種栄養素投与時の留意点を理解する．
2. 必要水分量の目安を理解する．

Chapter 10　摂食嚥下障害患者に対して（図3）→（eラーニング▶スライド11）

摂取するエネルギー量，タンパク質量などの必要な栄養素を経口的に確保するため，食形態を工夫する必要がある．

しかし，食形態を工夫する際に加水するため，必要栄養量が確保できないことも多い．必要栄養素の不足が生じる場合には，経口以外のルートからの栄養補給を行う．

経口以外のルートでの栄養補給方法の一つは，腸を使う栄養法（経腸栄養）で栄養量の確保を検討する．この場合は，最初，胃または腸までのアクセスルートとして経鼻チューブをまず検討し，経腸栄養が長期に渡る場合には胃瘻も検討する．

Chapter 10の確認事項▶**eラーニング スライド11対応**

1. 摂食嚥下障害患者に対しての栄養補給は，経口確保のための食形態工夫（+経口以外のルートによる栄養確保）．
2. 経口以外のルートで栄養補給するには，どのような方法があるかを理解する．

Chapter 11　経腸栄養法 →（eラーニング▶スライド12）

経口からの摂取量では必要な栄養が不足する場合は，経腸栄養法をまず検討する．経腸栄養法に用いる栄養剤には食品系，医薬品系を合わせると100種類以上が存在している．医薬品を経腸栄養剤，食品を濃厚流動食とよぶ．

表6　摂食嚥下障害患者に用いるおもな栄養剤

自然食品由来	普通流動食；重湯，野菜スープ，果汁など ミキサー食；煮物などをミキサーにかけたもの（チューブ詰まりに注意） 天然濃厚流動食；天然の食品を素材とした流動食
自然食品以外	半消化態栄養剤；市販されている多くの経腸栄養剤・濃厚流動食 半消化態以外に消化態栄養剤や成分栄養剤などの特殊な経腸栄養剤も存在し，胃や小腸の機能低下の場合に使用する．

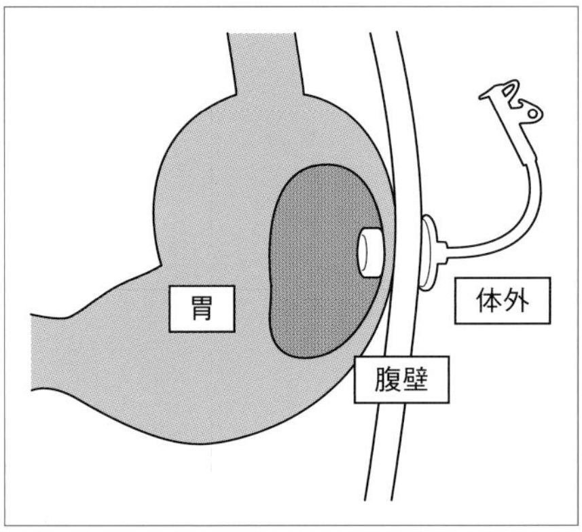

図4　胃瘻のイメージ

摂食嚥下障害患者に用いるおもな栄養剤として，自然食品由来の普通流動食，ミキサー食，天然濃厚流動食がある．普通流動食には，重湯，野菜スープ，果汁などが該当する．ただし，チューブに詰まりやすいものもあるので注意する．天然濃厚流動食には，天然の食品を素材とした流動食が該当する．自然食品以外では，おもに消化に配慮された材料が使用されている（**表6**）．

Chapter 11の確認事項▶**eラーニング スライド12対応**

1 経腸栄養に用いる栄養剤の概要を理解する．

▶Chapter 12　胃瘻 →（eラーニング▶**スライド13**）

経腸栄養剤・濃厚流動食の投与が長期にわたる場合には，胃瘻（**図4**）からの経腸栄養剤の投与を検討する．胃瘻に用いるチューブは，経鼻チューブに比べ太いため，詰まることは少ない．経鼻経管では使用できなかった粘度の高いものや半固形化されたものも使用可能である．

胃瘻からの栄養剤投与については，下痢，胃食道逆流，栄養剤のもれなどに留意する．このような症状が起こった場合には，半固形化した経腸栄養剤の使用を検討する．

半固形化栄養剤には，市販されているものもあるが，各施設で使用している経腸栄養剤・濃厚流動食を，市販とろみ調整食品と混合して使用することもできる．市販とろみ調整食品のなかには，経腸栄養剤へのとろみづけ専用のものもある．寒天で経腸栄養剤・濃厚流動食を固める方法もある．

Chapter 12の確認事項▶**eラーニング スライド13対応**

1 胃瘻の特色を理解する．

2 胃瘻の注意点を理解する．

▶Chapter 13 静脈栄養 →（eラーニング▶スライド14）

経腸栄養剤の使用が困難な場合には，静脈から栄養素を投与する方法が用いられる．静脈からの栄養剤の投与方法は，末梢静脈から投与する方法と中心静脈から投与する方法がある．

末梢静脈栄養法は，四肢の末梢静脈から栄養を補給する方法であり，1,000 kcal/日程度までの投与が可能である．2週間以下の期間で用いられる．

中心静脈栄養法は，一般的に鎖骨下静脈から栄養を補給する方法である．必要な栄養量を投与することができる．カテーテル感染に注意する．

腸を使わない場合には，腸管粘膜で免疫を担う細胞が減少し，腸管内の細菌が腸管壁を貫通し，悪影響を及ぼすことに注意する（バクテリアトランスロケーション）．

Chapter 13の確認事項▶eラーニング スライド14対応

1 静脈栄養の二つの投与経路を理解する．

▶Chapter 14 とろみを用いた水分補給 →（eラーニング▶スライド15）

摂食嚥下障害患者が経口で水分の摂取を行う場合には，とろみをつける必要がある．水やお茶ではむせるが牛乳は飲めるなど，薄いとろみで対応できる場合もあるので，とろみのつけすぎには注意する．とろみ調整食品と液体の相性があるので，同じ量のとろみ調整食品を添加しても，同じとろみになるとは限らない．とろみは温度により影響される．一般的には，同濃度の場合，冷たい場合はとろみが強く，温かい場合にはとろみが弱くなる．とろみで対応できない場合は，ゼリーによる水分補給を検討する．とろみやゼリーなどの経口からの水分摂取が難しい場合には，チューブを通しての水分投与が必要になる．

Chapter 14の確認事項▶eラーニング スライド15対応

1 摂食嚥下障害患者が水分を摂取するときの注意点（とろみのつけ方）を理解する．

文　献

1) 厚生労働省：日本人の食事摂取基準（2020年版）．
2) 松田　朗：高齢者の栄養管理サービスに関する研究報告書．厚生省老人保健事業等補助研究（1996-1999年）．
3) Kagansky N, et al.：Poor nutritional habits are predictors of poor outcome in very old hospitalized patients. Am J Clin Nutr, 82：784-791, 2005.
4) Ganpule AA, Tanaka S, Ishikawa-Takata K, Tabata I：Interindividual variability in sleeping metabolic rate in Japanese subjects. Eur J Clin Nutr, 61（11）：1256-1261, 2007.
5) Harris JA, Benedict FGA：Biometric study of basal metabokism in man Carnegie Institution of Washington, 1919.
6) Miyake R, et al.：Validity of predictive equations for basal metabolic rate in Japanese adults. J Nutr Sci Vitaminol, 57：224-232, 2011.
7) 海老沢秀道ほか：養護老人ホーム利用者の窒素出納維持量．必須アミノ酸研究，136：9-12，1992.
8) Jeppesen PB, et al.：Essential fatty acid deficiency in patients receiving home parenteral nutrition. Am J Clin Nutr, 68：126-133, 1998.
9) Bjerve KS：n-3 fatty acid deficiency in man. J Intern Med, 225 Suppl 1：171-175, 1989.

64 栄養スクリーニング・栄養アセスメント

Lecturer ▶ 小城明子
東京医療保健大学
医療保健学部医療栄養学科教授

学習目標 Learning Goals

- 栄養スクリーニング・栄養アセスメントの意義がわかる
- 栄養スクリーニング・栄養アセスメントの実施方法がわかる

▶Chapter 1 栄養管理プロセスにおける栄養スクリーニングと栄養アセスメントの位置づけ → (eラーニング▶スライド2)

個別の患者の状態を踏まえ，栄養管理を効率よく推進するためには，患者の状態や問題点を的確に捉える必要がある．これを達成するのが，栄養スクリーニングと栄養アセスメントである．その後の栄養管理計画立案に重要となる（**図1**）．

Chapter 1の確認事項▶eラーニング スライド2対応

1 栄養管理の全体的な流れのなかで，栄養スクリーニングと栄養アセスメントの位置づけを理解する．

▶Chapter 2 栄養スクリーニングと栄養アセスメント

→ (eラーニング▶スライド3)（**表1**）

栄養スクリーニングは，初期段階の簡易栄養評価である．原則すべての患者に行い，栄養障害のある

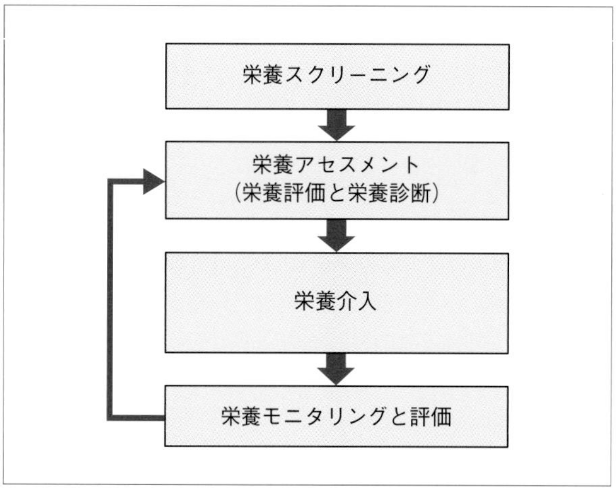

図1　栄養管理プロセスにおける栄養スクリーニングと栄養アセスメントの位置づけ

表1　栄養スクリーニングと栄養アセスメント

栄養スクリーニング	・初期段階の簡易栄養評価 栄養障害のある患者あるいはそのリスク患者の抽出が目的 ・原則，すべての患者に行う ・できるだけ早期に実施することを推奨
栄養アセスメント	・詳細な栄養評価 栄養状態および栄養管理に関わる病態などの包括的調査が目的．それらをもとに，栄養に関する総合的な判定を行う（＝栄養診断） ・栄養スクリーニングで抽出された患者に行う

表2　顕在化している栄養障害の評価項目

身体計測値による評価	体重，体格指数；BMI※，体重減少率，％標準体重※，％平常時体重 上腕三頭筋部皮下脂肪厚；TSF，上腕周囲長；AC，上腕筋囲；AMC※ 下腿周囲長；CC
身体所見（主観的評価）	浮腫 筋肉・皮下脂肪量

※算出式

BMI＝体重（kg）÷身長（m）^{2}

標準体重＝身長（m）^{2} × 22

AMC＝AC（cm）－ π × TSF（cm）

患者あるいはそのリスク患者の抽出を行う．なお，栄養障害には，低栄養のほか，過栄養，代謝異常も含まれるが，摂食嚥下障害患者の場合，低栄養であることが多い．

栄養スクリーニングで抽出した患者に対し，栄養障害やリスクについて内容と程度を具体的に評価し，その原因を推察するのが栄養アセスメントである．その原因が栄養介入ポイントとなる．複数の情報を統合し，患者の栄養状態や病態を的確に捉え，総合的に評価・判定する．

Chapter 2の確認事項▶**eラーニング スライド3対応**

1 栄養スクリーニングの定義，栄養アセスメントの定義を理解する．

▶Chapter 3　栄養スクリーニング：顕在化している栄養障害の抽出

→（eラーニング▶**スライド4**）

栄養スクリーニングは，患者や評価者の負担が少なく，簡便で効率的であることが求められる．そのため，体重など身体計測値が利用される（**表2**）．全般的な栄養状態を定量的に評価する優れた指標であり，現時点での普遍的な評価に適している．これらと併せ，顕在化している栄養障害の所見として，浮腫や筋肉・皮下脂肪量の主観的な評価も取り入れられる．このほか，長期のタンパク質代謝の指標となる血清アルブミン値や，筋力を反映する機能的指標の握力も用いられることもある．

Chapter 3の確認事項▶**eラーニング スライド4対応**

1 栄養スクリーニングに用いられる評価項目を理解する．

表3　身体計測項目と規定誤差

項目	規定誤差
体重	0.1kg
TSF	4mm
AC	5mm
CC	5mm

表4　身体計測項目と身体状態・評価内容

	反映している身体組成	評価できる栄養状態
体重減少率		エネルギー収支バランス
TSF	体脂肪量	エネルギー貯蔵状態
AC，CC	体脂肪量と骨格筋量	エネルギー・タンパク質の貯蔵状態
AMC	骨格筋量	タンパク質の貯蔵状態

▶ Chapter 4　身体計測方法 →（eラーニング▶スライド5）

主要なスクリーニング項目となる身体計測（**表3**）は，麻痺や浮腫などを考慮し，的確に栄養状態を評価できる部位・側を選択する．麻痺により筋肉量の減少，浮腫により体重や下腿周囲長の見かけ上の増加がみられる．経時変化を評価する場合は，計測条件を同一とする．できれば，測定者も同一とすることが望ましい．

Chapter 4の確認事項▶**eラーニング スライド5対応**

1 身体計測の要点を理解する．

▶ Chapter 5　身体計測値の評価 →（eラーニング▶スライド6）

それぞれの身体計測値は，体脂肪量や骨格筋量を反映している．体脂肪量はエネルギーの貯蔵状態，骨格筋量はタンパク質の貯蔵状態を評価することができ，いずれも低栄養状態の際には減少する（**表4**）．

BMIはやせの判定となる18.5kg/m^{2}未満を，一般的に栄養アセスメント対象とする．70歳以上では20kg/m^{2}未満と考える場合もある．体重減少率は，期間に応じ判断する．**表5**に記載の内容のほか，6か月以内であれば5%以上，6か月以上であれば10%以上の減少率の場合も，栄養アセスメント対象と判断する．%TSF，%AMCは，JARD 2001（日本人の新身体計測基準値）で示されている，性別，年齢区分別の基準値に対する割合で評価する．このほか，下腿周囲長で，男性30cm未満，女性29cmを栄養アセスメントの対象と考える場合もある．

Chapter 5の確認事項▶**eラーニング スライド6対応**

1 身体計測値が表す身体・栄養状態を理解する．

▶ Chapter 6　栄養スクリーニング：潜在的な栄養障害の抽出 →（eラーニング▶スライド7）

食欲，下痢や嘔吐などの消化器症状，栄養補給方法や食事摂取量，摂食嚥下障害の有無などのエネルギー摂取にかかわる事項，および身体活動状況，炎症性の疾患の有無などのエネルギー消費にかかわる事項は，潜在的な栄養障害や今後の栄養障害リスクを評価することができる（**表6**）．対象患者の特性を踏まえ，両者を評価できるよう評価項目を組み合わせて行う．

表5　栄養スクリーニング項目と栄養アセスメントの対象基準1

栄養スクリーニング項目	栄養アセスメント対象
BMI (kg/m^2)	18.5未満
体重減少率	3%以上／1か月 (1%以上／1週間)
%標準体重	80%未満
%平常時体重	85%未満
%TSF*	80%未満
%AMC*	80%未満

*：JARD2001該当区分における基準値に対する割合(%)

表6　栄養スクリーニング項目と栄養アセスメントの対象基準2

栄養スクリーニング項目	栄養アセスメント対象
栄養補給法	経腸栄養法／静脈栄養法
食事摂取量 (必要量に対して)	75%以下

▶Chapter 7　標準化された栄養スクリーニング・ツール(表7)

→ (eラーニング▶**スライド8**)

標準化されたツールが複数存在するので，対象患者の年齢層や人数などから評価者にとって簡単なツールを選択するとよい．このほか，血液生化学検査値を用いたCONUT法やGNRIもある．

CONUT法は，血清アルブミン値，末梢血総リンパ球数，総コレステロール値をスコア化し，三つのスコアを積算して求めた値を栄養評価の指標として用いるツールである．医療機関などで，血液生化学検査データが利用可能な場合には，客観的な指標として有用である．

GNRIは高齢者を対象としたツールであり，血清アルブミン値，体重，標準体重から算出される値を指標としている．栄養障害に関連した合併症として誤嚥性肺炎や褥瘡などのリスク指標にもなることが知られている．

Chapter 6, 7の確認事項▶eラーニング スライド7, 8対応

1. スクリーニング各項目と栄養障害のリスク基準を理解する．
2. 各種栄養スクリーニング・ツールの特色を理解する．

▶Chapter 8　栄養スクリーニング・ツール：SGA①(表8)

→ (eラーニング▶**スライド9**)

日本においては，主観的包括的評価(subjective global assessment：SGA)がよく利用される(**表8**)．SGAは患者の記録(病歴)と身体症状に関する評価項目で構成され，これらの評価から主観的包括的に評価し，栄養状態が良好，中等度不良，高度不良の3段階のいずれかに判定する．SGAは広い年齢層に対して有用であり，簡便で再現性にも優れている．また，他の栄養指標との相関も高く，欧米ではガイドラインに採用されている．主観的であるため評価者間のばらつきが出やすいが，訓練による改善が可能である．

表7　標準化された各種スクリーニング・ツールと評価内容

	対象	体重関連			食事関連		その他
		BMI	体重減少	標準体重比	内容	摂取量の減少	
SGA	全患者		○		○	○	消化器症状，身体所見，身体機能，基礎疾患，侵襲
MNA®-SF	≧65歳	○	○			○	消化器症状，身体機能，侵襲，精神状態
MUST	成人（外来）	○	○			○	
NRS 2002	成人（入院）	○	○			○	基礎疾患，侵襲

表8　主観的包括的評価：SGA（Detskyら，1987．[3]より改変）

A．病歴
1．体重の変化
過去6か月間の体重減少：＿＿＿＿＿kg，減少率＿＿＿＿＿％
過去2週間（最近）の変化：増加・変化なし・減少
2．食物摂取状況の変化（平常時との比較）
変化なし・変化あり
変化の期間：＿＿＿＿＿
食べられるもの：固形食・液体食（高エネルギー）・
水分・食べられない
3．消化器症状（2週間以上の持続）
なし・悪心・嘔吐・下痢・食欲不振
4．身体機能（活動性）
機能障害：なし・あり
持続期間：
タイプ：日常生活可能・歩行可能・座位可能・寝たきり
5．疾患および疾患と栄養必要量の関係
初期診断：＿＿＿＿＿＿＿＿＿＿＿＿＿＿＿＿＿＿＿＿
代謝需要（ストレス）：なし・軽度・中等度・高度
B．身体所見　（スコア0＝正常，1＋＝軽度，2＋＝中等度，3＋＝高度）
皮下脂肪の減少（上腕三頭筋，側胸部）
筋肉喪失（大腿四頭筋，三角筋）
下腿（踝部）浮腫
仙骨部浮腫
腹水
C．主観的包括的評価
栄養状態良好（軽度不良も含む）
中等度の栄養不良（疑いも含む）
高度の栄養不良

▶Chapter 9　栄養スクリーニング・ツール：SGA②（表8）

→（eラーニング▶スライド10）

中等度および高度の栄養不良が，栄養アセスメント対象となる．

Chapter 8, 9の確認事項▶eラーニング スライド9, 10対応

1 SGAの特色を理解する．

表9　Kaup指数

Kaup指数	標準値
3か月～1歳	16～18
1～2歳	15～17
3～5歳	14.5～16.5

表10　栄養アセスメント項目

AD：身体計測	身長，体重，体格指数（BMI），成長パターン指標・パーセンタイル値，体重歴
BD：生化学データ，臨床検査と手順	生化学検査値，検査
PD：栄養に焦点を当てた身体所見	身体的な外見，筋肉や脂肪の消耗，嚥下機能（口腔衛生，吸引・嚥下・呼吸能力），消化管の状態，食欲，感情，バイタルサイン
FH：食物・栄養に関連した履歴	食物・栄養摂取，食物・栄養の管理，薬剤・補完的代替医療食品の使用，食物・栄養に関する知識・信念・態度，栄養管理に影響を及ぼす行動，食物および栄養関連用品の入手のしやすさ，身体活動と機能，栄養に関連した生活の質
CH：個人履歴	個人の履歴，医療・健康・家族の履歴，治療歴，社会的な履歴

▶Chapter 10　小児の栄養スクリーニング・ツール →（eラーニング▶スライド11）

小児においては，身体計測値や血液生化学検査値の評価基準は成人と異なることに留意する．

身体計測値の評価法として，BMIの代わりにKaup指数（**表9**）が用いられる．BMIと同様に，いずれも各年齢区分の標準未満を栄養アセスメントの対象と考える．小児期全体を通しての継続的な評価には，BMIパーセンタイル値やBMI SDスコアを用いることも多い．年齢別の標準的なBMIから評価するもので，日本小児内分泌学会ウェブサイト（http://jspe.umin.jp/medical/taikaku.html）で確認できる．3パーセンタイル未満を栄養アセスメント対象と考えるが，対象によりカットオフ値は検討されたい．

Chapter 10の確認事項▶eラーニング スライド11対応

1 小児の栄養スクリーニング・ツールを理解する．

▶Chapter 11　栄養アセスメント →（eラーニング▶スライド12）

栄養スクリーニングで抽出した患者に対し，栄養障害やリスクについて，内容と程度を具体的に評価し，その原因を推察するのが栄養アセスメントである（**表10**）．複数の情報を統合し，患者の栄養状態や病態を的確に捉え，総合的に評価・判定する．背景因子としての環境要因や心理状態についても情報を収集すると，その後の栄養ケアの立案につなげやすい．

Chapter 11の確認事項▶eラーニング スライド12対応

1 栄養アセスメントの概要を理解する．

表11　エネルギー・栄養素摂取量不足の評価ポイント

AD	・体重減少，低体重 ・体脂肪や筋肉量の減少
BD	・血清TC，alb，TTR値の低下 ・CRP値の上昇 ・K，Mg，Pなど電解質・ミネラルの異常値
PD	・発熱 ・ビタミン・ミネラル欠乏の臨床徴候 （脱毛，歯肉出血，血色がない爪床など） ・皮膚の異常，褥瘡，創傷・褥瘡の治癒遅延 ・筋肉・皮下脂肪の喪失 ・浮腫，光沢のない皮膚
FH	・経口食事摂取量の減少 ・エネルギー・栄養素を十分に含まない食物の摂取 ・自己摂取が困難 ・食物入手や食事準備能力の低下 ・食欲に影響を及ぼす薬剤の使用
CH	・随意／不随意運動・行動の増加がみられる疾患 （パーキンソン病，アルツハイマー病，COPDなど） ・消化吸収能力の低下がみられる疾患 （短腸症候群，下痢，嚥下障害など） ・侵襲／炎症がみられる疾患

TC：総コレステロール
Alb：アルブミン
TTR：トランスサイレチン（プレアルブミン）

▶Chapter 12　摂食嚥下障害患者に多くみられる栄養障害の評価ポイント：エネルギー・栄養素摂取量不足（相対的不足も含む）

→（eラーニング▶**スライド13, 14**）

生理的な必要量に対しエネルギー・栄養素の摂取量不足が考えられる場合，**表11**のような徴候がみられる．血液生化学検査値のTTRとalbは内臓タンパク質量の指標であるが，TTRは半減期が1.9日と短いため，半減期の長いalb（21日）よりも，栄養状態の変化を鋭敏にとらえることができる．CRP値や体温が上昇しているときは，炎症反応によるエネルギー消費が亢進するため，相対不足に陥りやすい．ただし，CRPはタンパク質のため，低栄養状態においては上昇しないこともある．

常食に水分を加えて調整した嚥下調整食にはエネルギー・栄養素が十分に含まれていないことが多い．患者の食事が嚥下調整食の場合は，食事摂取量だけでなく，栄養摂取量も評価する．

Chapter 12の確認事項▶**eラーニング スライド13, 14対応**

1 摂食嚥下障害患者に多くみられる栄養障害の評価ポイントを理解する．

▶Chapter 13　摂食嚥下障害患者に多くみられる栄養障害の評価ポイント：水分摂取量不足（表12）

→（eラーニング▶**スライド15**）

摂食嚥下障害患者は脱水をきたしやすい．特に，水分へのとろみ付けが必要な患者は，水分摂取量が

表12　水分摂取量不足の評価ポイント

AD	・急激な体重減少
BD	・血漿浸透圧290 mOsm/kg以上 ・血清BUN値上昇 ・高Na血症 ・尿量減少，尿比重の上昇 ・糖尿病患者における高血糖
PD	・皮膚・粘膜の乾燥，皮膚緊張度の低下 ・頻脈・血圧正常～低値 ・呼吸数の増加 ・口渇
FH	・水分摂取量の減少
CH	・口渇感が減少する疾患 （アルツハイマー病，認知症など） ・脱水をきたしやすい疾患（糖尿病）

減少することが報告されている．血液生化学検査値や尿検査値で，血液や尿の濃縮が確認されれば脱水と考えられる．このほか，皮膚や粘膜の乾燥や皮膚の緊張度の低下は脱水の徴候である．

Chapter 13の確認事項▶eラーニング スライド15対応

1 水分摂取量不足の指標を理解する．

文献

1) 山本貴博：栄養スクリーニングと照会．公益社団法人日本栄養士会監修，木戸康博，中村丁次，小松龍史編集，栄養管理プロセス，第一出版，東京，pp.16-23．2018．

2) 日本栄養アセスメント研究会身体計測基準値検討委員会：日本人の新身体計測基準値：JARD 2001．栄養―評価と治療，19(suppl)：1-81，2002．

3) Detsky AS, McLaughlin JR, Baker JP, et al.：What is subjective global assessment of nutritional status？. JPEN, 11：8-13, 1987.

4) 早川 麻理子，西村 佳代子，山田 卓也，他：栄養アセスメントツールの対象患者と効果的な活用．静脈経腸栄養，25：13-16，2010．

5) 高谷竜三，勢川智美：身体計測・身体所見，日本小児栄養消化器肝臓学会編集，小児臨床栄養学，第2版，診断と治療社，東京，pp.96-101．2018．

6) 石長孝二郎：栄養評価データ．公益社団法人日本栄養士会監修，木戸康博，中村丁次，小松龍史編集，栄養管理プロセス，第一出版，東京，pp.26-27．2018．

65 リハビリテーション栄養

Lecturer ▶ 若林秀隆
東京女子医科大学病院
リハビリテーション科教授

学習目標 *Learning Goals*

- リハビリテーション栄養の考え方がわかる
- リハビリテーション栄養ケアプロセスの実施方法がわかる
- サルコペニアの摂食嚥下障害における攻めの栄養管理がわかる

▶Chapter 1 リハビリテーション栄養の定義 → (eラーニング▶スライド2)

リハビリテーション栄養とは，国際生活機能分類（ICF）による全人的評価，栄養障害・サルコペニア・栄養素摂取の過不足の有無と原因の評価，リハビリテーション栄養診断・ゴール設定を行ったうえで，障害者やフレイル高齢者の栄養状態・サルコペニア・フレイルを改善し，機能・活動・参加，Quality of Life（QOL）を最大限高める「リハビリテーションからみた栄養管理」や「栄養からみたリハビリテーション」である．

Chapter 1の確認事項 ▶ eラーニング スライド2対応

1 リハビリテーション栄養の定義を理解する．

▶Chapter 2 国際生活機能分類（International Classification of Functioning, Disability and Health） → (eラーニング▶スライド3)

国際生活機能分類（**図1**）とは，リハビリテーションの世界でよく使用される，人間の健康状態を系統

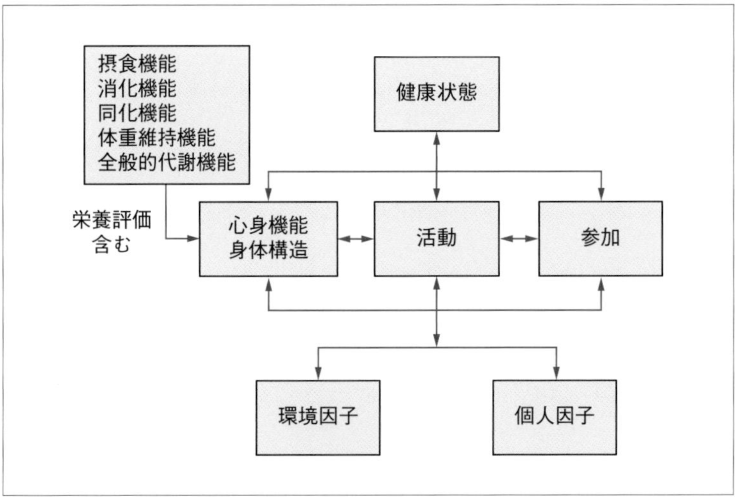

図1　国際生活機能分類

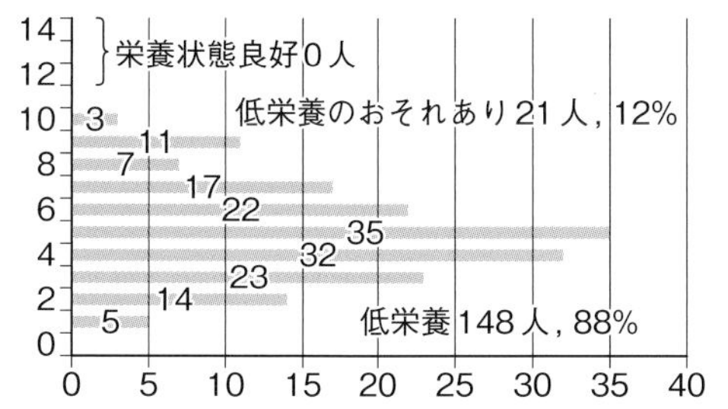

図2　廃用症候群の高齢入院患者の栄養状態
88%が低栄養：MNA-SFで評価
(Wakabayashi H, et al.：J Rehabil Med, 2014)

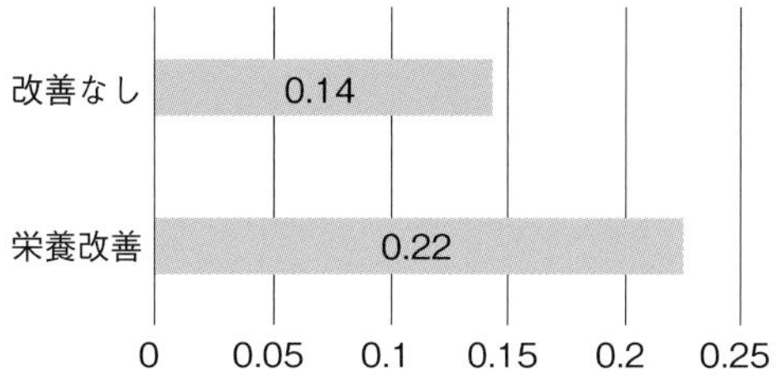

・入院時エネルギー摂取量とFIM効率にも独立した関連あり
・入院中の栄養改善と十分なエネルギー投与が，ADL改善に重要

図3　回復期リハビリテーション病棟の脳卒中患者のFIM効率
入院中に栄養改善するとFIM効率（ADLの改善度）が高い
(Nii M, et al.：J Stroke Cerebrovasc Dis, 2016)

的，全人的に評価するツールである．健康状態，生活機能と障害，背景因子に分類される．生活機能は心身機能・身体構造，活動，参加の3項目，背景因子は個人因子，環境因子の2項目で構成される．心身機能・身体構造とは，健康状態，疾患，薬剤の結果で生じる生命レベルの心身の機能と構造で，摂食嚥下障害，片麻痺，栄養障害などが含まれる．つまり，摂食嚥下リハビリテーションでは，栄養障害は機能障害の一つであり，栄養評価が必要である．

Chapter 2の確認事項▶**eラーニング スライド3対応**

1 ICFの概念を理解する．
2 栄養障害がどのような障害として位置づけられるのかを理解する．

▶Chapter 3　高齢入院患者の栄養状態 →（eラーニング▶**スライド4**）

リハビリテーションの臨床現場では，低栄養を認めることが多い．急性期病院の入院高齢患者で廃用症候群のリハビリテーション目的にリハビリテーション科に併診のあった患者の88%に低栄養を認めた（**図2**）．また，低栄養の場合には，退院時のADLの自立度が低かった．これらより，低栄養がADL低下の一因であり，ADL改善には栄養改善も重要であることが示唆される．

Chapter 3の確認事項▶**eラーニング スライド4対応**

1 低栄養がADLに与える影響を理解する．

▶Chapter 4　回復期リハビリテーション病院の脳卒中入院患者の栄養状態について →（eラーニング▶**スライド5**）

回復期リハビリテーション病棟に入院した脳卒中患者では，入院中に栄養改善するとFIM効率（ADLの改善度）が高かった．また，入院時エネルギー摂取量とFIM効率にも独立した関連を認めた（**図3**）．

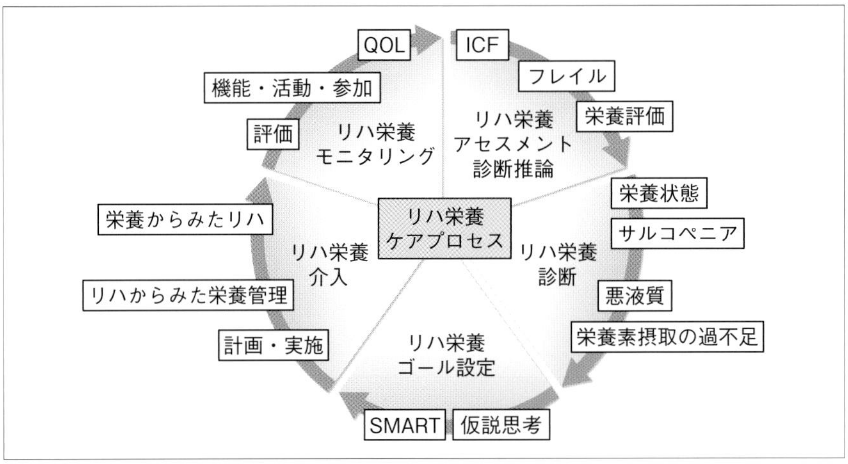

図4　リハビリテーション栄養ケアプロセス
(Wakabayashi H：J Gen Fam Med, 2017)

これらより，入院中の栄養改善と十分なエネルギー投与が，ADL改善に重要であるといえる.

▶ Chapter 4の確認事項▶ **eラーニング スライド5対応**

1 ADLに対する栄養改善とエネルギー投与の重要性を理解する

▶ Chapter 5　脳血管疾患のClinical Questionと推奨 → (eラーニング▶**スライド6**)

リハビリテーション栄養診療ガイドライン2018年版が，日本リハビリテーション栄養学会によって発行された．脳血管疾患，大腿骨近位部骨折，成人がん，急性疾患の4疾患で作成された．たとえば，脳血管疾患では以下のようなClinical Question (CQ) と推奨がある.

【CQ】
リハを実施されている高齢の脳血管疾患患者に，強化型栄養療法は行うべきか？
【推奨】
リハを実施されている急性期の高齢の脳血管疾患患者において，死亡率・感染の合併症を減らし，QOLを向上する目的に，強化型栄養療法を行うことを弱く推奨する (弱い推奨／エビデンスの確実性　低)
機能訓練と同時に強化型栄養療法を行うことで栄養改善することが，推奨されている.

▶ Chapter 6　リハビリテーション栄養ケアプロセス

→ (eラーニング▶**スライド7**)

質の高いリハビリテーション栄養の実践には，リハビリテーション栄養ケアプロセスというマネジメントサイクルが有用である (**図4**)．リハビリテーション栄養ケアプロセスは，リハビリテーション栄養

表1　リハビリテーション栄養診断：栄養障害

・低栄養 原因は飢餓，侵襲，悪液質 ・過栄養 脂肪の異常蓄積 原因はエネルギー摂取過剰，エネルギー消費不足，疾患 ・栄養障害のリスク状態 低栄養，過栄養のリスク状態 現在は低栄養・過栄養ではないが，今後，低栄養・過栄養になる可能性が高い状態 ・栄養素の不足状態・過剰状態 不足状態で，特に栄養素の体内での貯蔵量が減少し，不足状態に伴う欠乏症状を有している場合は，欠乏状態 過栄養は脂肪の過剰状態

アセスメント・診断推論，リハビリテーション栄養診断，リハビリテーション栄養ゴール設定，リハビリテーション栄養介入，リハビリテーション栄養モニタリングの5段階で構成される．従来の栄養ケアマネジメントとの違いは，リハビリテーション栄養診断とリハビリテーション栄養ゴール設定という段階の明確化である．

Chapter 6の確認事項▶**eラーニング スライド7対応**

1 リハビリテーション栄養ケアプロセスを理解する

▶Chapter 7　リハビリテーション栄養診断：栄養障害 →（eラーニング▶**スライド8**）

リハビリテーション栄養診断の栄養障害では，低栄養，過栄養，栄養障害のリスク状態，栄養素の不足状態・過剰状態を診断する（**表1**）．低栄養の原因は飢餓，侵襲，悪液質である．過栄養とは脂肪の異常蓄積であり，原因はエネルギー摂取過剰，エネルギー消費不足，疾患である．低栄養，過栄養のリスク状態とは，現在は低栄養・過栄養ではないが，今後，低栄養・過栄養になる可能性が高い状態である．栄養素の不足状態で，特に栄養素の体内での貯蔵量が減少し，不足状態に伴う欠乏症状を有している場合は，欠乏状態といえる．過栄養は脂肪の過剰状態ともいえる．

Chapter 7の確認事項▶**eラーニング スライド8対応**

1 リハビリテーション栄養において，栄養障害の診断では何をみるのかを理解する

▶Chapter 8　低栄養の診断基準：GLIM（Global Leadership Initiative on Malnutrition）基準 →（eラーニング▶**スライド9**）

低栄養の診断には，GLIM（Global Leadership Initiative on Malnutrition）基準が有用であり，今後，世界的に普及すると考える．最初に，妥当性が検証された栄養スクリーニングで低栄養のリスクありと判定する．次に，現症と病因のそれぞれ一つ以上に該当した場合に低栄養と診断する．現症は，以下の一つ以上に該当した場合である．

表2　リハビリテーション栄養診断：サルコペニア

・サルコペニアあり 原因は加齢，活動，栄養，疾患 ・筋肉量のみ低下（プレサルコペニア） 原因は加齢，活動，栄養，疾患 ・筋力 and/or 身体機能のみ低下（筋力低下のみ：ダイナペニア） 加齢，活動，栄養，疾患 ・サルコペニアなし

・体重減少：6か月で5%以上
・低BMI：18.5未満，ただし　70歳以上は20未満
・筋肉量減少
病因は，以下の一つ以上に該当した場合である．
・食事摂取量減少・吸収不良：50%以下が1週間以上
・炎症：急性炎症か慢性炎症

Chapter 8の確認事項▶eラーニング スライド9対応

1 GLIM基準を理解する

▶Chapter 9　リハビリテーション栄養診断：サルコペニア

→（eラーニング▶スライド10）

リハビリテーション栄養診断のサルコペニアでは，サルコペニアの有無と原因を診断する（**表2**）．サルコペニアの場合には，原因が加齢，活動，栄養，疾患のうちどの要素が大きいかを考える．筋肉量のみ低下があるプレサルコペニアの場合でも，原因が加齢，活動，栄養，疾患のいずれかを考える．また，筋肉量低下がなく筋力 and/or 身体機能のみ低下している場合もある．この場合にも，原因が加齢，活動，栄養，疾患のいずれかを考える．

Chapter 9の確認事項▶eラーニング スライド10対応

1 サルコペニアの診断基準と原因を理解する．

▶Chapter 10　リハビリテーション栄養診断：栄養素摂取の過不足

→（eラーニング▶スライド11）

リハビリテーション栄養診断の栄養障害では，栄養素の摂取不足，栄養素の摂取過剰，栄養素摂取不足の予測，栄養素摂取過剰の予測を診断する．栄養素の摂取不足とは，栄養素の不足状態や欠乏状態，欠乏症状の有無に関わらず，現時点で栄養素の必要量に対し摂取不足が認められる状態であり．日本人の食事摂取基準と比較して判断する．栄養素の摂取過剰とは，栄養素の過剰状態の有無に関わらず，現時点で摂取過剰が認められる状態である．一言でいうと食べ過ぎで，日本人の食事摂取基準と比較して判断する．

栄養素摂取不足の予測とは，栄養素の不足状態や欠乏状態，欠乏症状の有無に関わらず，栄養素の摂取不足は現時点でみられないが，医学的状況，生活環境などから今後，栄養素の摂取不足が予測される状態である．

Chapter 10の確認事項▶eラーニング スライド11対応

1 栄養素摂取の過不足をどう判断するかを理解する．
2 栄養素摂取不足の予測とは何かを理解する．

▶Chapter 11 リハビリテーション栄養ゴール設定：SMARTなゴール

→（eラーニング▶スライド12）

リハビリテーション栄養ゴール設定では，SMARTなゴール設定が重要である．SMARTとは，

・Specific：具体的
・Measurable：測定可能
・Achievable：達成可能
・Relevant：重要・切実な
・Time-bound：期間が明確

の頭文字である．摂食嚥下機能改善や栄養改善だけでは，SMARTなゴール設定とはいえない．摂食嚥下でも栄養管理でもSMARTなゴール設定が重要である．

Chapter 11の確認事項▶eラーニング スライド12対応

1 リハビリテーション栄養ゴール設定の要点を理解する．

▶Chapter 12 リハビリテーション栄養介入：攻めの栄養管理

→（eラーニング▶スライド13）

攻めの栄養管理とは，体重や筋肉量の増加を意図的に目指した栄養管理である．炎症のない，もしくは軽度の炎症しか認めない低栄養による体重減少の場合，1日エネルギー必要量＝1日エネルギー消費量＋1日エネルギー蓄積量（200～1,000 kcal）とすれば，栄養改善を期待できる．1日エネルギー蓄積量は，リハビリテーション栄養ゴール設定によって決まる．理論的には7,000～7,500 kcalのエネルギーバランスで，体重が1 kg増減する．そのため，たとえば，1か月で1 kgの体重増加というリハビリテーション栄養ゴール設定をした場合，1日エネルギー蓄積量は250 kcalとなる．攻めの栄養管理中は，運動療法，特にレジスタンストレーニングの併用が必要である．また，高血糖，脂肪肝，腎障害，脂質異常症，電解質異常のモニタリングが必要である．サルコペニアの摂食嚥下障害では，攻めの栄養管理が嚥下機能改善に重要である．

Chapter 12の確認事項▶eラーニング スライド13対応

1 栄養管理の考え方と嚥下機能の改善との関係を理解する．

▶Chapter 13　リハビリテーション栄養の考え方→（eラーニング▶スライド14）

最後にリハビリテーション栄養の考え方をまとめると，以下のとおりである．

・低栄養が原因で，摂食嚥下障害やADL制限が結果のことがある．

・低栄養が原因の摂食嚥下障害の場合，栄養状態を改善せずに機能訓練を行っても十分な機能改善を得られない．

・栄養管理が不適切な状態で機能訓練を行うと，低栄養やサルコペニアが悪化して，摂食嚥下障害も悪化する可能性がある．

・低栄養が原因の摂食嚥下障害の場合，栄養改善＋機能訓練が必要である．そのため，「栄養ケアなくしてリハビリテーションなし」「栄養はリハビリテーションのバイタルサイン」である．

文献

1) Wakabayashi H：Rehabilitation nutrition in general and family medicine. J Gen Fam Med, 18：153-154, 2017.

2) Wakabayashi H, Sashika H：Malnutrition is associated with poor rehabilitation outcome in elderly inpatients with hospital-associated deconditioning a prospective cohort study. J Rehabil Med, 46：277-282, 2014.

3) Nii M, Maeda K, Wakabayashi H, et al.：Nutritional Improvement and Energy Intake Are Associated with Functional Recovery in Patients after Cerebrovascular Disorders. J Stroke Cerebrovasc Dis, 25：57-62, 2016.

4) 田中舞，小坂鎮太郎，西岡心大，他：脳血管疾患患者におけるリハビリテーション栄養診療ガイドライン．リハビリテーション栄養，2：260-267, 2018.

5) Cederholm T, Jensen GL, Correia MITD, et al.：GLIM criteria for the diagnosis of malnutrition - A consensus report from the global clinical nutrition community. Clin Nutr, 38：1-9, 2019.

推奨図書

1) 日本リハビリテーション栄養学会，若林秀隆：リハビリテーション栄養ポケットマニュアル，医歯薬出版，東京，2018.

2) 日本リハビリテーション栄養学会編：リハビリテーション栄養第1巻第1号：リハビリテーション栄養2.0―リハ栄養の新たな定義とリハ栄養ケアプロセス，医歯薬出版，東京，2017.

3) 日本リハビリテーション栄養学会編：リハビリテーション栄養第2巻第2号：セッティング別のリハビリテーション栄養，医歯薬出版，東京，2017.

4) 若林秀隆，荒木暁子，森みさ子：サルコペニアを防ぐ！ 看護師によるリハビリテーション栄養，医学書院，東京，2017.

66 サルコペニア

Lecturer ▶ 若林秀隆
東京女子医科大学病院
リハビリテーション科教授

学習目標 Learning Goals

- 全身のサルコペニアの診断方法と原因がわかる
- サルコペニアの摂食嚥下障害の診断方法と原因がわかる
- サルコペニアの摂食嚥下障害の治療方法と予防方法がわかる

▶Chapter 1 サルコペニアの定義 →（eラーニング▶スライド2）

サルコペニアとは，ヨーロッパのサルコペニアワーキンググループEWGSOPによって，2010年に「サルコペニアとは進行性，全身性に認める筋肉量減少と筋力低下であり，身体機能障害，QOL低下，死のリスクを伴う」と定義された[1)].

その後，2018年に改訂版であるEWGSOP2論文が発表され，「サルコペニアとは進行性，全身性に生じる骨格筋疾患で転倒，骨折，身体障害および死亡率といった有害な転帰の可能性増加と関連する」と定義された[2)].

Chapter 1の確認事項▶eラーニング スライド2対応

1 サルコペニアの定義を理解する．

▶Chapter 2 サルコペニアの診断 →（eラーニング▶スライド3）

サルコペニアの診断には，アジアのサルコペニアワーキンググループAWGSの診断基準を一部修正して用いる．筋肉量低下を認め，筋力低下もしくは身体機能低下を認めた場合に，サルコペニアと診断する（**表1**）．筋肉量低下の目安は，四肢筋肉量を身長の2乗で除した骨格筋指数が，DXAで男性7.0 kg/m^{2}以下，女性5.4 kg/m^{2}以下，BIAで男性7.0 kg/m^{2}以下，女性5.7 kg/m^{2}以下である．また，下腿周囲長が地域在宅高齢者で男性34 cm以下，女性33 cm以下，入院高齢患者で男性30 cm以下，女性29 cm以下の場合にも臨床的に筋肉量低下ありと判断できる．筋力低下は，握力が男性26 kg未満，女性18 kg未満の場合である．身体機能低下は，歩行速度が0.8 m/s以下の場合である[3)]が，AWGS2019で一部変更となった．

表1　サルコペニアの診断　アジアのサルコペニアワーキンググループAWGS（一部修正）（Chen, et al., 2014.[3)]）

筋肉量	・四肢筋肉量を身長の2乗で除した骨格筋指数が，DXAで男性7.0 kg/m^{2}以下，女性5.4 kg/m^{2}以下，BIAで男性7.0 kg/m^{2}以下，女性5.7 kg/m^{2}以下． ・下腿周囲長が地域在宅高齢者で男性34 cm以下，女性33 cm以下．入院高齢患者で男性30 cm以下，女性29 cm以下．
筋力	・握力が男性26 kg未満，女性18 kg未満（AWGS2019では男性28 kg未満に変更）
身体機能	・歩行速度が0.8 m/s以下（AWGS2019では歩行速度1.0 m/s未満に変更）

表2　サルコペニアの原因

加齢	・40歳以降，1年で0.5～1%の筋肉量減少 ・地域在宅高齢者の約10%がサルコペニア
活動	・ベッド上安静，閉じこもりがちの生活 ・病院での「とりあえず安静・禁食」
栄養	・エネルギーとタンパク質の摂取不足 ・病院での不適切な栄養管理
疾患	・急性炎症・外傷による侵襲 ・がん・慢性臓器不全・慢性炎症で悪液質

表3　サルコペニアの原因と対応：リハビリテーション栄養

加齢	・レジスタンストレーニング ・タンパク質・分岐鎖アミノ酸の摂取
活動	・早期離床・早期経口摂取 ・「とりあえず安静・禁食」の回避
栄養	・適切な栄養管理 ・エネルギー蓄積量を含む攻めの栄養管理
疾患	・原疾患の治療 ・栄養・運動・薬剤・心理など包括的対応

Chapter 2の確認事項▶**eラーニング スライド3対応**

1 サルコペニアの診断基準を理解する．

2 栄筋肉量低下の目安，筋力低下とみなす握力の目安を理解する．

▶Chapter 3　サルコペニアの原因 →（eラーニング▶**スライド4**）

サルコペニアの原因は，加齢，活動，栄養，疾患に分類される（**表2**）．

加齢では，40歳以降，1年で0.5～1%の筋肉量減少を認め，地域在宅高齢者の約10%がサルコペニアである．活動は，ベッド上安静，閉じこもりがちの生活，病院での「とりあえず安静・禁食」で生じる．栄養は，エネルギーとタンパク質の摂取不足であり，病院での不適切な栄養管理でも生じる．疾患には，急性炎症・外傷による侵襲や，がん・慢性臓器不全・慢性炎症による悪液質が含まれる．

Chapter 3の確認事項▶**eラーニング スライド4対応**

1 サルコペニアの原因分類を理解する．

▶Chapter 4　サルコペニアの原因と対応：リハビリテーション栄養

→（eラーニング▶**スライド5**）

サルコペニアの対応は原因によって異なり，リハビリテーション栄養の考え方が有用である（**表3**）．

加齢の場合，レジスタンストレーニングとタンパク質・分岐鎖アミノ酸の摂取の併用が効果的である．活動の場合，早期離床・早期経口摂取，「とりあえず安静・禁食」の回避が予防に重要である．栄養の場合，適切な栄養管理が治療であり，栄養改善にはエネルギー蓄積量を含む攻めの栄養管理を行う．疾患の場合，原疾患の治療が最も重要であるが，それと同時に栄養・運動・薬剤・心理など包括的対応を行う．

Chapter 4の確認事項▶**eラーニング スライド5対応**

1 サルコペニアの原因ごとの対応を理解する．

▶Chapter 5 サルコペニアと摂食嚥下障害：4学会合同ポジションペーパー → (eラーニング▶スライド6)

日本摂食嚥下リハビリテーション学会，日本サルコペニア・フレイル学会，日本リハビリテーション栄養学会，日本嚥下医学会の4学会で合同して「サルコペニアと摂食嚥下障害：4学会合同ポジションペーパー」が作成された[4].

その目的は，「サルコペニアと摂食嚥下障害に関する共通理解を整理して，現時点でのエビデンスを示し，メカニズム，診断，治療，今後の展望に関する統一的見解を提言する」ことである.

以下のChapterは，4学会合同ポジションペーパーに基づく.

▶Chapter 6 サルコペニアの摂食嚥下障害の歴史 → (eラーニング▶スライド7)

1992年に低栄養が摂食嚥下障害を起こすかどうかについての議論がなされ，2000年には老化と低栄養が摂食嚥下障害の原因になることを示唆する論文が書かれた.「サルコペニアによる摂食嚥下障害(dysphagia due to sarcopenia)」という用語は2005年に初めてみられ，「サルコペニアの摂食嚥下障害(sarcopenic dysphagia)」という用語に関する最初の報告は，2012年Kurodaらの論文である[5]．その後，この分野では日本の研究者が積極的に研究を重ね論文を発表し，世界をリードしている.

なお，嚥下筋に一次性および二次性サルコペニアという病態や現象があるか否かも含めて本論文で論じている．用語に関しても「サルコペニアの嚥下障害」が多く使用されている現状はあるが，統一見解はない.

Chapter 6の確認事項▶eラーニング スライド7対応

1 サルコペニアの摂食嚥下障害の歴史を理解する.

▶Chapter 7 サルコペニアの摂食嚥下障害の定義 → (eラーニング▶スライド8)

「サルコペニアの摂食嚥下障害」診断フローチャート論文[6]では，「サルコペニアの摂食嚥下障害とは，全身と嚥下関連筋のサルコペニアによる摂食嚥下障害である．全身のサルコペニアを認めない場合には，サルコペニアの摂食嚥下障害と診断しない．神経筋疾患によるサルコペニアは，サルコペニアの摂食嚥下障害の原因に含めない．加齢，活動低下，低栄養，疾患(侵襲と悪液質)による二次性サルコペニアも，サルコペニアの摂食嚥下障害の原因に含む」と定義されている.

入院前には摂食嚥下障害のなかった高齢入院患者で入院後2日間以上，禁食となった患者を対象に，その後，摂食嚥下障害を生じた患者と生じなかった患者を比較した研究がある[7]．その結果，26%に摂食嚥下障害を認め，摂食嚥下障害となった患者全員に，全身のサルコペニアを認めた．一方，全身のサルコペニアを認めない場合には，摂食嚥下障害の新規発生がなかった.

Chapter 7の確認事項▶eラーニング スライド8対応

1 サルコペニアの摂食嚥下障害の定義を理解する.

表4　サルコペニアの摂食嚥下障害診断基準案 (Wakabayashi, 2014.[8])

①摂食嚥下障害が存在している ②全身のサルコペニアと診断されている (全身の筋肉量と筋力の低下) ③画像検査 (CT，MRI，エコー検査) で嚥下関連筋の筋肉量低下が診断されている ④摂食嚥下障害の原因として，サルコペニア以外の疾患が存在しない ⑤摂食嚥下障害の原因として，サルコペニアが主要因と考えられる (他に摂食嚥下障害の原因疾患：脳卒中，脳外傷，神経筋疾患，頭頸部癌，膠原病などが存在しても)
Definite diagnosis：①，②，③，④ Probable diagnosis：①，②，④ Possible diagnosis：①，②，⑤

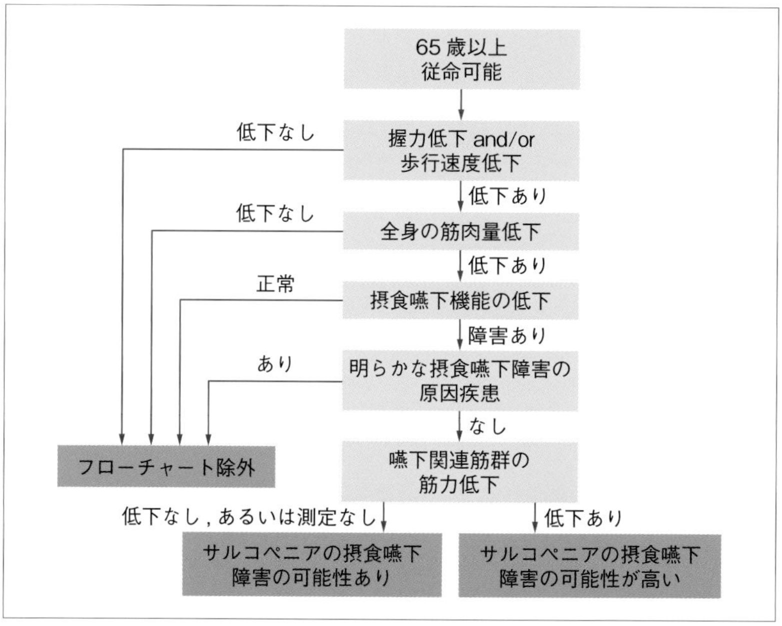

図1　サルコペニアの摂食嚥下障害の診断フローチャート (Mori, et al., 2017.[6])

▶Chapter 8　サルコペニアの摂食嚥下障害の診断フローチャート

→ (eラーニング▶**スライド9, 10**)

第19回日本摂食嚥下リハビリテーション学会のシンポジウムでは，**表4**の診断基準案が示された[8]．その後，サルコペニアの摂食嚥下障害診断フローチャート (**図1**) が開発され，信頼性，妥当性も検証された[6]．

サルコペニアの摂食嚥下障害診断フローチャートは，最初に全身のサルコペニアの有無を評価する．次に摂食嚥下機能の低下を評価する．次に，明らかな摂食嚥下障害の原因疾患の有無を評価する．最後に嚥下関連筋群の筋力評価として，舌圧を測定する．嚥下関連筋群の筋力低下は，舌圧が20kPa以上か未満かで評価する．舌圧低下のある場合には，サルコペニアの摂食嚥下障害の「可能性が高い」と判断する．一方，舌圧低下のない場合および舌圧測定が困難な場合には，サルコペニアの摂食嚥下障害の「可能性あり」と判断する．

▶Chapter 9　サルコペニアの摂食嚥下障害の有病割合と予後
→（eラーニング▶スライド11）

サルコペニアの摂食嚥下障害の有病割合と予後については，急性期病院の入院患者で，摂食嚥下リハビリテーション目的でリハビリテーション科に併診のあった患者を対象とした前向きコホート研究がある[9]．

AWGS基準で全身のサルコペニアと診断されたのは49％であった．サルコペニアの摂食嚥下障害の診断フローチャートで，サルコペニアの摂食嚥下障害の可能性ありおよび可能性が高いと診断されたのは32％であった．サルコペニアの摂食嚥下障害では，サルコペニア以外が原因の摂食嚥下障害と比較して，退院時の摂食嚥下機能が有意に悪かった．これらより，急性期病院の摂食嚥下リハビリテーションでは，全身のサルコペニアやサルコペニアの摂食嚥下障害の可能性を認める患者が多く，予後が悪いといえる．

Chapter 9の確認事項▶eラーニング スライド11対応

1 急性期では，全身のサルコペニアやサルコペニアの摂食嚥下障害が多い可能性があることを理解する．

▶Chapter 10　サルコペニアの摂食嚥下障害の治療 →（eラーニング▶スライド12）

サルコペニアの摂食嚥下障害の治療について，3例の症例報告がある[10-12]．これらの特徴は，高齢者，低栄養，ADL自立度低下，疾患（誤嚥性肺炎，がん），重度の摂食嚥下障害である．全身のサルコペニアは明らかであり，原因である加齢，活動低下，低栄養，疾患をすべて認めている．3例とも，摂食嚥下リハビリテーションと同時に，約35kcal/kgを理想体重として体重増加を目指した栄養管理を実施した．その結果，約10kgの体重増加，ADL改善とともに，摂食嚥下機能が改善した．

以上より，サルコペニアによる摂食嚥下障害の治療には，嚥下関連筋のレジスタンストレーニングを含めた摂食嚥下リハビリテーションと栄養改善の併用が重要である．

Chapter 10の確認事項▶eラーニング スライド12対応

1 サルコペニアの摂食嚥下障害の治療では，どのような対応が重要になるかを理解する．

▶Chapter 11　サルコペニアの摂食嚥下障害の予防 →（eラーニング▶スライド13）

サルコペニアの摂食嚥下障害の予防として，入院後2日以内に全身状態や摂食嚥下機能を評価して，早期リハビリテーション，早期離床，早期経口摂取を行うことが有用である．肺炎の入院高齢患者では，入院後2日以内に経口摂取を開始した場合，より早期に経口摂取で退院できる．誤嚥性肺炎で「とりあえず禁食」にすると，入院後2日以内に経口摂取開始した場合と比較して，肺炎治癒までの日数が長く，摂食嚥下機能が低下しやすい．

「とりあえず安静」「とりあえず禁食」「とりあえず水電解質輸液のみ」という対応により引き起こされる医原性サルコペニアを予防することが，サルコペニアによる摂食嚥下障害の予防に重要である[13,14]．

Chapter 11の確認事項▶eラーニング スライド13対応

1 サルコペニアの摂食嚥下障害の予防について理解する．

▶Chapter 12　サルコペニアの摂食嚥下障害の展望→（eラーニング▶スライド14）

根本的な問題として嚥下筋にサルコペニアが生じた場合の嚥下障害は，何をもって判定するかが未確定である．咽頭期を念頭に置くと「嚥下筋の筋肉量が低下して，嚥下筋力が落ちた場合」に嚥下障害として臨床的に捉えられるのは「咽頭収縮力低下，食道入口部の開大不良などに伴う咽頭残留」ではないかと考えられる．この議論を深めて統一見解を出す必要がある．

サルコペニアの摂食嚥下障害の予防や治療に関する介入研究も必要である．特に栄養改善を目指した栄養管理で，サルコペニアによる摂食嚥下障害を予防，治療できるかを明らかにすべきである．嚥下障害は多因子が複雑に関与する病態であり栄養管理以外の要因も十分配慮しなければならない．

健常高齢者の嚥下筋の筋肉量と嚥下機能，および加齢による変化の評価も重要である．

Chapter 12の確認事項▶eラーニング スライド14対応

1 サルコペニアの摂食嚥下障害の展望について理解する．

文　献

1) Cruz-Jentoft AJ, Baeyens JP, Bauer JM, et al.：Sarcopenia：European consensus on definition and diagnosis：Report of the European Working Group on Sarcopenia in Older People. Age Ageing, 39：412-423, 2010.

2) Cruz-Jentoft AJ, Bahat G, Bauer J, et al.：Sarcopenia：revised European consensus on definition and diagnosis. Age Ageing, 48：16-31, 2019.

3) Chen LK, Liu LK, Woo J, et al.：Sarcopenia in Asia：consensus report of the Asian Working Group for Sarcopenia. J Am Med Dir Assoc, 15：95-101, 2014.

4) Fujishima I, Fujiu-Kurachi M, Arai H, et al.：Geriatr Gerontol Int, 19：91-97, 2019.

5) Kuroda Y, Kuroda R：Relationship between thinness and swallowing function in Japanese older adults：implications for sarcopenic dysphagia. J Am Geriatr Soc, 60：1785-1786, 2012.

6) Mori T, Fujishima I, Wakabayashi H, et al.：Development, reliability and validity of a diagnostic algorithm for sarcopenic dysphagia. JCSM Clinical Reports, 2：e00017, 2017.

7) Maeda K, Takaki M, Akagi J：Decreased Skeletal Muscle Mass and Risk Factors of Sarcopenic Dysphagia：A Prospective Observational Cohort Study. J Gerontol A Biol Sci Med Sci, 72：1290-1294, 2017.

8) Wakabayashi H：Presbyphagia and Sarcopenic Dysphagia：Association between Aging, Sarcopenia, and Deglutition Disorders. J Frailty Aging, 3：97-103, 2014.

9) Wakabayashi H, Takahashi R, Murakami T：The prevalence and prognosis of sarcopenic dysphagia in patients who require dysphagia rehabilitation. J Nutr Health Aging, 23：84-88, 2019.

10) Maeda K, Akagi J：Treatment of Sarcopenic Dysphagia with Rehabilitation and Nutritional Support：A Comprehensive Approach. J Acad Nutr Diet, 116：573-577, 2016.

11) Wakabayashi H, Uwano R：Rehabilitation Nutrition for Possible Sarcopenic Dysphagia After Lung Cancer Surgery：A Case Report. Am J Phys Med Rehabil, 95：e84-89, 2016.

12) Hashida N, Shamoto H, Maeda K, et al.：Rehabilitation and nutritional support for sarcopenic dysphagia and tongue atrophy after glossectomy：A case report. Nutrition, 35：128-131, 2017.

13) Koyama T, Maeda K, Anzai H, et al.：Early Commencement of Oral Intake and Physical Function are Associated with Early Hospital Discharge with Oral Intake in Hospitalized Elderly Individuals with Pneumonia. J Am Geriatr Soc, 63：2183-2185, 2015.

14) Maeda K, Koga T, Akagi J：Tentative nil per os leads to poor outcomes in older adults with aspiration

pneumonia. Clin Nutr, 35：1147-1152, 2016.

推奨図書

1）日本リハビリテーション栄養学会編：リハビリテーション栄養第2巻第1号：サルコペニアの摂食嚥下障害 Update, 医歯薬出版, 東京, 2018.
2）若林秀隆：高齢者の摂食嚥下サポート―老嚥・オーラルフレイル・サルコペニア・認知症, 新興医学出版社, 東京, 2017.
3）若林秀隆, 葛谷雅文：リハ栄養からアプローチするサルコペニアバイブル, 日本医事新報社, 東京, 2018.
4）日本サルコペニア・フレイル学会, 国立長寿医療センター：サルコペニア診療ガイドライン2017年版, ライフサイエンス出版, 東京, 2017.

第５分野

摂食嚥下障害患者の栄養

21—臨床栄養の基礎

67 障害者・高齢者の栄養管理

Lecturer ▶ 近藤国嗣

東京湾岸リハビリテーション病院院長

学習目標 Learning Goals

- 高齢者の栄養の特徴と管理について学ぶ
- サルコペニアの概要について学ぶ
- 脳卒中患者の栄養の特徴と管理について学ぶ
- 回復期リハビリテーション患者の栄養の特徴について学ぶ
- 肥満者・長期寝たきり患者の栄養の特徴について学ぶ
- 経管栄養中の胃食道逆流の対策について学ぶ

▶ Chapter 1　高齢者の栄養障害（表1）→（eラーニング ▶ スライド２）

食事摂取量は，加齢に伴い徐々に減少することが多く，タンパクエネルギー栄養障害（protein energy malnutrition：PEM）を引き起こし，筋肉量および筋力の減少を生じる．食事摂取量減少は加齢による身体機能の低下のみでなく，脳血管障害や認知症，うつ傾向などの精神機能低下，さらに社会的要因などさまざまな要因がある．加齢に伴う筋肉量と筋力の減少はサルコペニアとよばれるが，この一因は低栄養とされている．筋肉量・筋力の減少は転倒・外傷のリスクを高め，ADL・QOLも低下させる．ADLの低下はさらに活動性の低下をきたし，筋肉量・筋力を減少させるという悪循環に陥り，寝たきりの原因となることもある．これを回避するために身体計測をはじめとした栄養アセスメントを実施し，リスクのある高齢者に対しては積極的な栄養療法を適切に行う必要がある．

Chapter 1の確認事項 ▶ eラーニング スライド２対応

1. 加齢と食事摂取量の関係を理解する．
2. 食事摂取量減少が，どのようなことを引き起こすか理解する．
3. サルコペニアと低栄養の関係を理解する．
4. 高齢者の低栄養予防のためには何が必要かを理解する．

表１　高齢者の栄養障害

・加齢に伴い食事摂取量が徐々に減少する． ・食事摂取量減少はタンパクエネルギー栄養障害（protein energy malnutrition：PEM）を引き起こし，筋肉量および筋力の減少を加速させる． ・低栄養は二次性のサルコペニア（加齢によると思われる骨格筋減少）の一要因である． ・高齢者の低栄養予防のためには身体計測をはじめとした栄養アセスメントを実施し，リスクのある高齢者に対しては積極的な栄養療法やリハビリテーションを適切に行う必要がある．

簡易栄養状態評価表
Mini Nutritional Assessment-Short Form
MNA®

Nestlé NutritionInstitute

氏名:

性別:　　年齢:　　体重:　　kg　身長:　　cm　調査日:

下の□欄に適切な数値を記入し、それらを加算してスクリーニング値を算出する。

スクリーニング

A　過去3ヶ月間で食欲不振、消化器系の問題、そしゃく・嚥下困難などで食事量が減少しましたか？
0＝著しい食事量の減少
1＝中等度の食事量の減少
2＝食事量の減少なし
□

B　過去3ヶ月間で体重の減少がありましたか？
0＝3 kg 以上の減少
1＝わからない
2＝1～3 kg の減少
3＝体重減少なし
□

C　自力で歩けますか？
0＝寝たきりまたは車椅子を常時使用
1＝ベッドや車椅子を離れられるが、歩いて外出はできない
2＝自由に歩いて外出できる
□

D　過去3ヶ月間で精神的ストレスや急性疾患を経験しましたか？
0＝はい　　2＝いいえ
□

E　神経・精神的問題の有無
0＝強度認知症またはうつ状態
1＝中程度の認知症
2＝精神的問題なし
□

F1 BMI (kg/m²)：体重(kg)÷[身長 (m)]²
0＝BMI が19 未満
1＝BMI が19 以上、21 未満
2＝BMI が21 以上、23 未満
3＝BMI が 23 以上
□

BMI が測定できない方は、F1 の代わりに F2 に回答してください。
BMI が測定できる方は、F1 のみに回答し、F2 には記入しないでください。

F2 ふくらはぎの周囲長(cm)：CC
0＝31cm未満
3＝31cm以上
□

スクリーニング値
(最大：14ポイント)
□□

12-14 ポイント:　栄養状態良好
8-11 ポイント:　低栄養のおそれあり (At risk)
0-7 ポイント:　低栄養

Ref.　Vellas B, Villars H, Abellan G, et al. *Overview of the MNA® - Its History and Challenges.* J Nutr Health Aging 2006;10:456-465.
Rubenstein LZ, Harker JO, Salva A, Guigoz Y, Vellas B. *Screening for Undernutrition in Geriatric Practice: Developing the Short-Form Mini Nutritional Assessment (MNA-SF).* J. Geront 2001;56A: M366-377.
Guigoz Y. *The Mini-Nutritional Assessment (MNA®) Review of the Literature - What does it tell us?* J Nutr Health Aging 2006; 10:466-487.
Kaiser MJ, Bauer JM, Ramsch C, et al. *Validation of the Mini Nutritional Assessment Short-Form (MNA®-SF): A practical tool for identification of nutritional status.* J Nutr Health Aging 2009; 13:782-788.

さらに詳しい情報をお知りになりたい方は、www.mna-elderly.com にアクセスしてください。

図1　高齢者に適した栄養評価 (MNA®) Short Form

▶Chapter 2　高齢者に適した栄養評価 →（eラーニング▶**スライド3**）

現在，一般的に栄養スクリーニングとして普及しているものに主観的包括的アセスメント（Subjective Global Assessment：SGA）がある．これは栄養状態を主観的にA：栄養状態良好，B：中等度の栄養不良，C：高度の栄養不良に分類する．また，65歳以上の高齢者向けの評価としてはMNA®（Mini Nutritional Assessment）がある（**図1**）．

MNA®には，Short FormとLong Formがあるが，わが国ではLong Formと同様の結果が得られる，より簡便なShort Formが普及している．

6項目のスクリーニングは14点満点で，12点以上であれば栄養障害の危険なしと判断し，それ以下の場合は危険ありと判断する．身長が測れないなど，BMIの測定ができない場合は，BMIの代わりにふくらはぎの周囲長を測定して評価することができる．

また，身体計測も重要であり，BMI（体重（kg）/身長（cm）^{2}）が汎用されている．

Chapter 2の確認事項 ▶ **eラーニング スライド3対応**

1　SGA，MNA®の概要を理解する．

表2　日本人高齢者（65～74歳）の推定エネルギー必要量（日本人の食事摂取基準　2020年版）

	男性			女性		
身体活動レベル	I	II	III	I	II	III
エネルギー（kcal/日）	2,050	2,400	2,750	1,550	1,850	2,100

表3　高齢者（75歳以上）の推定エネルギー必要量（日本人の食事摂取基準　2020年版）

	男性			女性		
身体活動レベル	I	II	III	I	II	III
エネルギー（kcal/日）	1,800	2,100	—	1,400	1,650	—

レベルIIは自立している者，レベルIは自宅にいてほとんど外出しない者に相当する．レベルIは高齢者施設で自立に近い状態で過ごしている者にも適用できる値である．

▶Chapter 3　日本人高齢者の栄養摂取量 →（eラーニング▶スライド4）

日本人は，高齢になるほど栄養摂取量が減少傾向にある（詳細は「日本人の食事摂取基準」参照）．

Chapter 3の確認事項▶eラーニング スライド4対応

1 日本人高齢者の栄養摂取量を理解する．

▶Chapter 4　日本人高齢者（70歳以上）の推定エネルギー必要量（表2，3） →（eラーニング▶スライド5）

厚生労働省による日本人の食事摂取基準（2020年版）によれば，高齢者の推定エネルギー必要量は，男性は65～74歳で2,050kcal/日以上，75歳以上で1,800kcal/日以上，女性は65～74歳以上で1,550kcal/日以上，75歳以上で1,400kcal/日以上と，入院例と比較して高めの設定がされている．

Chapter 4の確認事項▶eラーニング スライド5対応

1 高齢者の推定エネルギー必要量を理解する．

表4　高齢者への栄養管理のガイドライン（日本静脈経腸栄養学会静脈経腸栄養ガイドライン第3版より）

項　目	推奨度ランク付け
Q1　栄養評価を行う場合の注意点は？	
A1.1　高齢患者における栄養障害のリスクは高く，常に栄養障害の存在を念頭に置いて栄養アセスメントを行う	AIII
A1.2　高齢者の栄養障害は見逃されやすいので，複数の栄養指標を用いて評価する．	BIII
Q2　一般的な栄養療法の適応は？	
A2　3日間以上の絶食，7日間以上の不十分な経口摂取，進行性の体重減少（1か月で5%以上，6か月で10%以上），BMI 18.5未満，血清アルブミン値3.0g/dL以下のいずれかに相当する場合，栄養療法の適応である．	BIII
Q3　栄養投与ルートの選択は？	
A3.1　経口摂取が第一選択で，食事摂取量の増加，補食の推進を図る．	AIII
A3.2　経口摂取が不十分な場合，経管栄養を考慮する．	AII
A3.3　嚥下障害を認める場合は，できるだけ早期に経管栄養を導入する．	AIII
A3.4　消化管が使用困難な場合，静脈栄養の適応となる	AIII
Q4　適切な栄養投与量は？	
A4.1　1～1.2g/kg/日のたんぱく質と20～30kcal/kg/日のエネルギー量が必要である．	AII
A4.2　微量栄養素（ビタミン，微量元素）の積極的な補充が必要である．	AII
Q5　特に高齢者のサルコペニアに対する栄養管理において，効果を高めるための注意点は？	
A5　栄養療法と早期からのリハビリテーションの併用が必要である．	BIII
Q6　認知症に対する栄養療法の適応は？	
A6.1　軽度から中等度の認知症では，栄養療法の適応がある．	BIII
A6.2　重度の認知症に対する栄養療法の導入は慎重であるべきである．	BII
Q7　終末期に対する栄養療法は？	
A7.1　各疾患の終末期に考えられる状況では栄養療法の適応はない	AIII
A7.2　静脈輸液路作成が困難な場合には皮下輸液を考慮する．	CIII

推奨度A：強く推奨する，推奨度B：一般的に推奨する，推奨度C：任意でよい
I：最低一つのRCTやmeta analysisによる検証，II：RCTではない比較試験，コホート研究による実証，III：症例集積研究や専門家の意見

▶Chapter 5　高齢者の栄養管理のガイドライン（表4）→（eラーニング▶スライド6）

表4に，日本静脈経腸栄養学会静脈経腸栄養ガイドラインに示されている高齢者の栄養管理を示す．まだ，十分なエビデンスが得られていないのが現状である．

Chapter 5の確認事項▶**eラーニング スライド6対応**

1 高齢者の栄養管理の要点を理解する．

▶Chapter 6　サルコペニアについて →（eラーニング▶スライド7）

サルコペニアとは，sarco，つまり「肉」を penia，「失う」という意味をもった言葉で，筋肉量の減少をさす．

男性でサルコペニアの者は有意に過去1年間の転倒経験が多く，バランス機能やIADLが低下している，女性ではIADLが有意に低下することが報告されている．

サルコペニアの診断基準はDXA法で測定された四肢筋量を，身長の二乗で補正した四肢筋量指数（Skeletal Muscle Index：SMI）が用いられる．サルコペニア基準は18～40歳成人のSMI平均値の2SD以下とされ，65～70歳高齢者の13～24%，80歳以上の50%超が該当するとされる．

サルコペニアは，「原発性サルコペニア」と「二次性サルコペニア」に分けられる．高齢者では，性ホルモンの分泌が低下するほか，運動神経線維のうち，筋線維を支配し実際の筋収縮に関与するα運動ニューロンが加齢とともに約50%低下すること，また，筋の増殖に必要な骨格筋組織特異的幹細胞である筋衛星細胞も数が減少することなどが知られており，このような純粋に加齢による影響で起きたサルコペニアは，原発性サルコペニアとされる．一方，二次性サルコペニアには，廃用などの身体活動性低下や，疾病，低栄養に伴って起こるものなどがある．

▶ Chapter 6の確認事項▶eラーニング スライド7対応

1 サルコペニアの概要と診断基準を理解する．

▶Chapter 7　脳卒中急性期の栄養障害（表5）→（eラーニング▶スライド8）

脳卒中急性期には，生理的ストレスや感染症の合併による，基礎代謝亢進とタンパク欠乏「クワシオルコル」の状態となり，さらに禁食が長期化すると慢性の栄養摂取不足「マラスムス」も加わり，マラスムス性クワシオルコル型のタンパク質・エネルギー低栄養状態（PEM）に至りやすい．このため早期から，エネルギーだけでなく，タンパク質量にも配慮した栄養投与が必要である．必要エネルギーは通常，身長，体重，性別，年齢からハリス・ベネディクト（Harris-Benedict）の式を用いて基礎エネルギー消費量（BEE）を求め，これに活動係数，ストレス係数を乗じて算出する．タンパク量は0.8～1.0g/kg/日を基本とし，感染症など代謝亢進の病態を有する場合には1.1～2.0g/kg/日の間で投与量を算出する．ただし，発症直後の禁飲食時に必要栄養量を投与することは，中心静脈栄養を用いない限り困難であり，静脈栄養と経腸栄養を併用しながら，できるだけ必要量に近づける．なお，中心静脈栄養は敗血症のリスクもあり，消化管の使用が長期間不能な場合に考慮する．

表5　脳卒中急性期の栄養障害

- 脳卒中急性期には，基礎代謝亢進とタンパク欠乏「クワシオルコル」の状態となる．
- 禁食が長期化すると，マラスムス性クワシオルコル型のタンパクエネルギー低栄養状態（PEM）に至りやすい．
- 早期から，エネルギーだけでなく，タンパク質量にも配慮した栄養投与が必要である．
- 必要エネルギーはハリス・ベネディクト（Harris-Benedict）の式を用いて基礎エネルギー消費量（BEE）を求め，これに活動係数，ストレス係数を乗じて算出する．
- タンパク量は0.8～1.0g/kg/日を基本とし，感染症など代謝亢進の病態を有する場合には1.1～2.0g/kg/日の間で投与量を算出する．

静脈栄養のみの場合には，タンパク異化を生じさせないためには急性期においてもおおむね600kcal程度の栄養投与が必要とされる．可能であれば糖質のみならず，アミノ酸製剤を含んだ輸液の併用が望ましい．

表6　脳卒中禁食時の栄養管理

- 経口摂取が困難と判断された症例については，末梢点滴で水分補給のみ行うより発症後１週間以内に経管栄養を開始したほうが，６か月後の死亡率は低い傾向
- 発症１週間以内の早期からの胃瘻造設と経鼻栄養群を比べると，早期からの胃瘻造設群で死亡率が高く，機能予後も悪い傾向

　　〉〉 FOOD Trial 2005
- 経鼻経管栄養より胃瘻のほうが，予後と栄養状態は改善する傾向

　　〉〉 Park, et al., 1992.[11]

表7　脳卒中患者における栄養と帰結

FOOD Trial にて 2955 例の脳卒中のうち栄養不良群は 275 例
死亡率は栄養不良群が 37%，良好群は 20%
３か月後の Modified Rankin Scale が２以下は
- 栄養不良群；17%
- 栄養普通群；30%
- 栄養良好群；31%

さらに褥瘡発生率，長期入院の増加，自宅復帰率の低下が生じている

　　〉〉 Stroke, 2003.[10]

Chapter 7 の確認事項 ▶ eラーニング スライド８対応

1. 脳卒中急性期の栄養障害を理解する．
2. クワシオルコル，マラスムス，マラスムス性クワシオルコル型低栄養の発現機序を理解する．
3. タンパク質量に留意した栄養投与の必要性を理解する．
4. 必要タンパク質量の目安を理解する．

▶ Chapter 8　脳卒中禁食時の栄養管理 (表6) →（eラーニング ▶ スライド9）

2005年のFOOD Trialの報告では，経口摂取が困難と判断された症例については，末梢点滴で水分補給のみを行うより発症後1週間以内に経管栄養を開始したほうが，6か月後の死亡率は低い傾向にあったが，有意差はなかったとしている．

胃瘻造設時期については，発症後7～10日までの「超急性期」からの胃瘻造設と経鼻栄養群を比べると，早期からの胃瘻造設群で死亡率が高く，機能予後も悪い傾向があったと報告しており，少なくとも急性期の段階での胃瘻造設は行うべきではないと考えられる．一方，発症後1か月程度での胃瘻造設群では，経鼻栄養群より栄養状態，生命予後良好との報告があり，症例ごとで摂食嚥下障害の重症度や経過を十分に判断したうえで検討する必要がある．

Chapter 8 の確認事項 ▶ eラーニング スライド９対応

1. 脳卒中禁食時の栄養管理を理解する．

▶ Chapter 9　脳卒中患者における栄養と帰結 →（eラーニング ▶ スライド10）

低栄養状態の脳卒中患者は死亡率，合併症の危険性が高く，自立度が低く，転帰先にも影響を与える（表7）．

Chapter 9 の確認事項 ▶ eラーニング スライド 10 対応

1. 脳卒中患者の低栄養と死亡率，合併症，自立度の関係を理解する．

表8　脳卒中患者への栄養サポート

Depippo, 1994[12]	嚥下評価と食形態の調整で効果あり.
Gariballa, 1998[13]	急性期患者を対象. サプリメント群で血清アルブミン・鉄↑, 死亡率は低い傾向.
Denissら, 2005[14] FOOD Trialより	急性期―慢性期の低栄養に対し, 栄養ゼリーなどのサプリメントを予防的に(栄養状態にかかわりなく脳卒中急性期例全例に)与えることは, 栄養状態, 生命予後改善効果に乏しい.
笛吹ら, 2008[15]	低栄養状態の脳卒中患者にNSTによる介入を行うことによって, 非介入群と同等のFIM利得が得られた.
Rabadiら, 2008	脳卒中発症から2週間で2.5%以上体重減少した例に対して, 補食を与え, 対照群127kcal, タンパク5gと, 介入群240kcal, タンパク11gに分けた結果, FIM総得点, FIM運動項目と2分間歩行, 6分間歩行で, 介入群に有意な改善効果が得られ, 在宅復帰率も高かった.

▶Chapter 10　脳卒中患者への栄養サポート →(eラーニング▶スライド11)

急性期-慢性期の低栄養に対し, 栄養ゼリーなどのサプリメントを予防的に(栄養状態にかかわりなく脳卒中急性期例全例に)与えることは, 栄養状態, 生命予後改善効果に乏しいとされている(**表8**). 一方で, 低栄養群に対しては栄養介入効果の報告がある. 低栄養患者を抽出したうえで適切な栄養療法を行うNSTなどのシステムが, 脳卒中患者にも重要である.

Chapter 10の確認事項▶eラーニング スライド11対応

1 脳卒中患者に対して, どのような栄養療法を行うのが望ましいかを理解する.

▶Chapter 11　脳卒中患者の栄養管理のガイドライン →(eラーニング▶スライド12)

表9に, 日本静脈経腸栄養学会静脈経腸栄養ガイドラインに示されている脳卒中患者の栄養管理を示す. 一部の胃瘻関連を除けば, まだ十分なエビデンスは得られていない.

▶Chapter 12　回復期リハビリテーション病棟入院患者のAlb値の分布, BMI評価(図2, 3) →(eラーニング▶スライド13, 14)

回復期リハビリテーション病棟にも, 20%程度, 低アルブミン血症の患者が入院しており, 積極的な栄養療法が望まれる. またBMIで評価するいわゆる"やせ"患者は健常者と比較して高齢者になるほど増加傾向にある. 高齢者は食事摂取量が低下していることも多い. 低栄養患者はリハビリテーションを施行しても筋力増強効果が得られにくい.

Chapter 12の確認事項▶eラーニング スライド13, 14対応

1 回復期リハビリテーション病棟入院患者の栄養状態を理解する.

表9　脳卒中患者の栄養管理のガイドライン（日本静脈経腸栄養学会静脈経腸栄養ガイドライン第３版より）

項　目	推奨度ランク付け
Q1　脳血管障害患者に対する栄養療法の適応は？	
A1　すべての脳血管障害患者に栄養療法の適応があり，病期や病態，意識状態，嚥下機能に応じた栄養療法を実施する.	AⅢ
Q2　脳血管障害患者の栄養評価は，どのように行うか？	
A2　病歴，身体所見，身体計測，血液生化学データなど，複数の指標を組み合わせて評価する.	AⅢ
Q3　脳血管障害患者の入院時低栄養状態は，予後不良と関連するか？	
A3　脳血管障害患者の入院時低栄養状態は，入院後の感染性合併症および褥創発症率の上昇，平均在院日数延長，ADL低下，死亡率上昇と関連する.	AⅢ
Q4　脳血管障害急性期の栄養管理は，どのように行うか？	
A4.1　消化管には異常がないことが多いので，原則として経口摂取，経腸栄養を実施する.	AⅡ
A4.2　意識障害がなく病状が安定している場合は，嚥下機能評価の結果に応じて可能な限り早期に経口摂取，経腸栄養を開始する.	AⅡ
A4.3　広範な脳梗塞や重度の脳出血があり，脳浮腫進行に伴う嘔吐の危険が高い場合は，病態が安定してから，発症後１週間を目安に経腸栄養を開始する.	BⅢ
A4.4　早期に経腸栄養が開始できなかったり，十分なエネルギー投与ができるようになるのに時間がかかったりする場合には静脈栄養を併用する.	BⅢ
Q5　栄養投与経路を選択する場合，嚥下機能評価は必須か？	
A5　脳血管障害患者では誤嚥のリスクが高いので，嚥下機能の評価は必須である.	AⅡ
Q6　脳血管障害回復期～慢性期の栄養療法は？	
A6.1　嚥下障害が持続し，経口から十分な栄養摂取ができない場合は，経腸栄養により栄養状態の維持・改善を図りながら嚥下リハビリテーションを行う.	AⅡ
A6.2　長期に経管栄養が必要となる場合は胃瘻造設を考慮する.	AⅠ
A6.3　脳血管障害患者に対する胃瘻造設は，発症後７～10日の急性期が過ぎてから行う.	AⅠ
Q7　脳血管障害に対する半固形状流動食の使用には，利点があるか？	
A7　誤嚥性肺炎や下痢の発症率の低下などに関する検討が進んでいるが，現時点で半固形状流動食のルーチンの使用を推奨できる根拠はない.	CⅢ

推奨度A：強く推奨する，推奨度B：一般的に推奨する，推奨度C：任意でよい

Ⅰ：最低一つのRCTやmeta analysisによる検証

Ⅱ：RCTではない比較試験，コホート研究による実証

Ⅲ：症例集積研究や専門家の意見

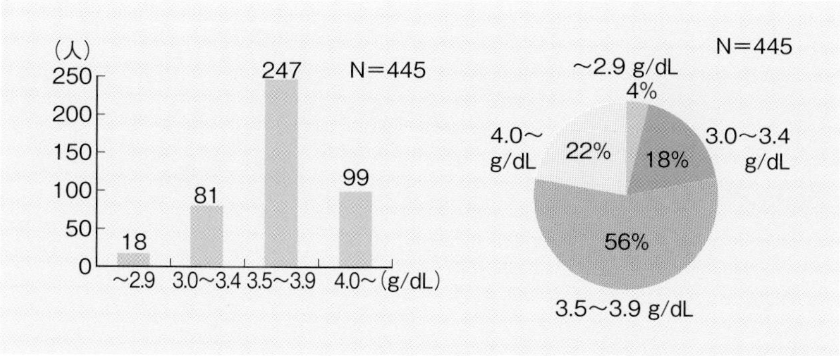

図2　回復期リハビリテーション病棟入院患者のアルブミン値の分布

（2008年度　東京湾岸リハビリテーション病院）

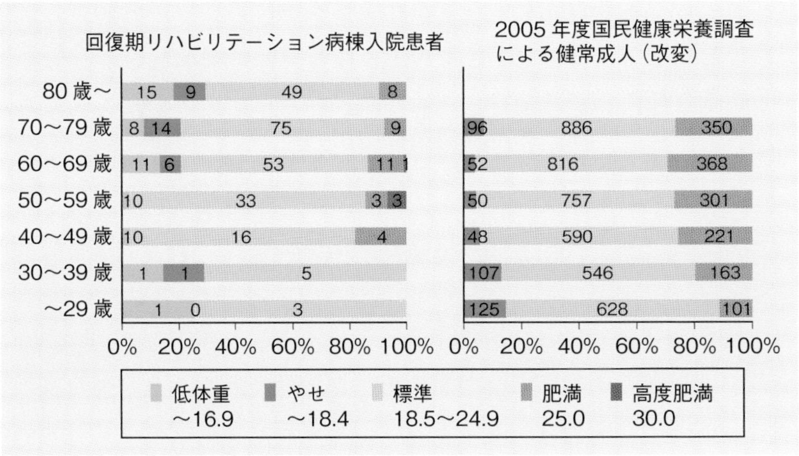

図3　回復期リハビリテーション病棟入院患者と健常例とのBMIの比較
（2008年度　東京湾岸リハビリテーション病院）

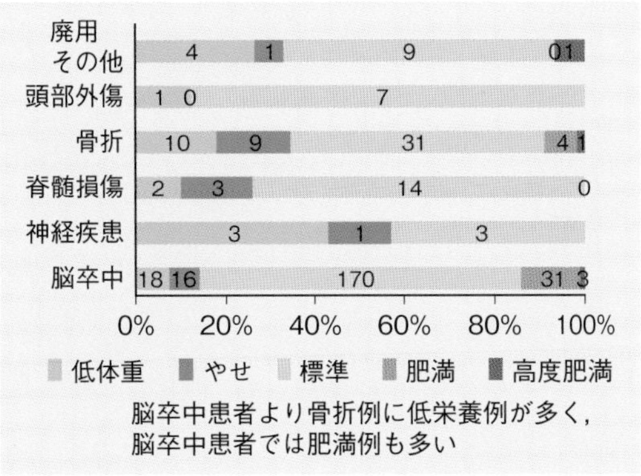

図4　回復期リハビリテーション病棟入院患者の疾患別BMI
（2008年度　東京湾岸リハビリテーション病院）

▶Chapter 13　回復期リハビリテーション病棟入院患者の疾患別BMI（図4）

→（eラーニング▶**スライド15**）

回復期リハビリテーション病棟に入院する低栄養患者は，発症まで比較的元気だった脳卒中患者より，病前に活動性低下が生じていた骨折患者や廃用患者が多い．このような例は筋萎縮も強く早期の栄養療法介入が必要である．一方，肥満例は，生活習慣病との関連から脳卒中例に多く，カロリー制限による減量プランがADL改善のためにも必要である．

▶ Chapter 13の確認事項▶**eラーニング スライド15対応**

1 回復期リハビリテーション病棟入院患者の疾患ごとにみた栄養状態を理解する．

▶Chapter 14　肥満例や低活動高齢者にハリス・ベネディクト（H-B）の式を使用時の問題点

→（eラーニング▶**スライド16**）

ハリス・ベネディクトの式を用いた基礎エネルギー消費量（BEE）推定は一般的であるが，現在の日本人に対しての検証は少ない．肥満例では，実測値よりハリス・ベネディクトの式によるBEEが過大となることが報告されており，身体構成成分のばらつきの存在が要因としていわれている．ASPENの

図5　肥満例や低活動高齢者にハリス・ベネディクト（H-B）の式を使用した際の問題点

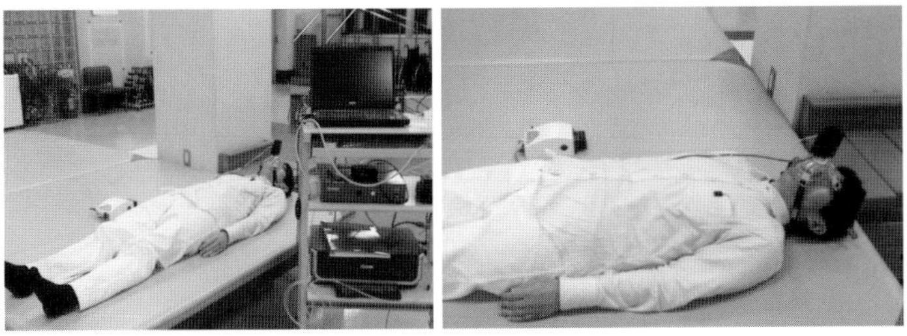

間接熱量計（呼気ガス分析装置でも可能）による安静時エネルギー代謝の測定は，肥満例や重度筋萎縮を認める長期臥床患者の栄養必要量評価には有効．

・H-Bの式を用いたBEE推定はわが国では一般的であるが，現在の日本人に対しての検証は少ない．
・肥満例では，実測値よりH-Bの式によるBEEが過大となることがある．
・ASPENのガイドラインでも，肥満例におけるエネルギー必要量の決定は間接熱量計のほうが有効とされている．
・長期に胃瘻を有する低活動高齢者でも，H-B式によるBEEをもとにした栄養量投与を行うと，過剰投与となることがある．

ガイドラインでも，肥満例におけるエネルギー必要量の決定は間接熱量測定（**図5**）のほうが有効であるとされている．一方，胃瘻を有する低活動高齢者でも，H-B式によるBEEをもとにした栄養量投与を行うと，間接熱量計に基づく投与と比較して脂肪中心の体重増加が生じることが報告されており，筋委縮の影響が考察されている．肥満例や長期臥床例では，可能であるなら間接熱量計にて安静時エネルギー代謝を測定したほうが，より適切な栄養投与量を設定できる．

Chapter 14の確認事項▶**eラーニング スライド16対応**

1 肥満例，長期臥床例などでより適切な栄養投与量を設定するにはどうすればよいかを理解する．

▶Chapter 15　**経管栄養は誤嚥性肺炎を防げるか**（表9）→（eラーニング▶**スライド17**）

脳卒中急性期や高齢者では，胃機能低下が生じている場合があり，経管栄養時に胃食道逆流がしばしば生じる．注入開始前にチューブを吸引して，前回の経腸栄養剤が引ける例では胃排出能低下が疑われ，胃食道逆流による誤嚥性肺炎の危険が高く，注入量や速度を低下させる必要がある．痰の吸引などで，咽頭から経腸栄養が引ける例でも同様の対応を行う．

Chapter 15の確認事項▶**eラーニング スライド17対応**

1 経管栄養と誤嚥性肺炎の関係を理解する．

表9　経管栄養は誤嚥性肺炎を防げるか？

・経管栄養にて7日～1年での誤嚥性肺炎の発症率は5.3～58.8%との報告．死亡率は0～63%
　〉〉 Finucane, et al., 1996.[17]
・逆流よる誤嚥性肺炎（aspiration pneumonia）はメンデルソン症候群として知られ酸性胃液によって生じるが，胃瘻によってこれが防げることはないと考えられる．
　〉〉 Marik, 2001.[18]
・経鼻経管栄養と胃瘻との比較では，介入中断は経鼻経管栄養が高いが，死亡率と肺炎発生においては差は認めず．
　〉〉 Gomes, et al., 2012（Cochrane Database Syst Rev. 2012）.

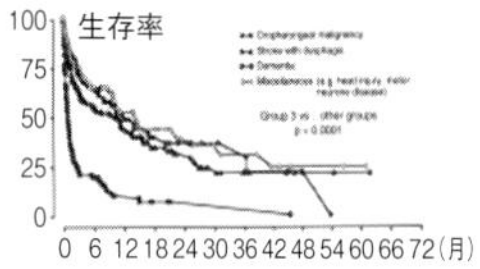

注入時逆流の例
86 歳 男性 脳梗塞

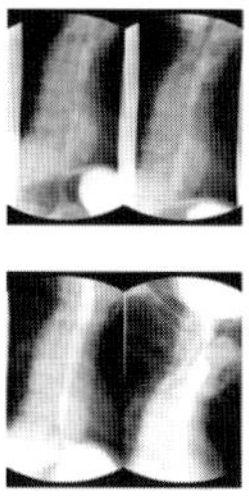

図6　胃瘻造設後の生存率
3か月生存率は脳卒中で64%，認知症を伴うと22%となる．
(Sanders, et al, 2000.[19])

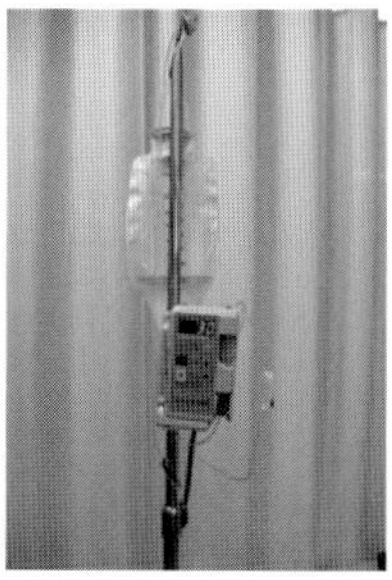

少量ずつ注入が可能（1 mL 毎時より可能）
長時間の注入が可能
胃食道逆流予防に効果があるとされる．

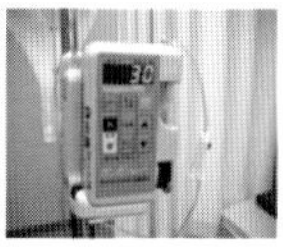

フィーディングポンプ

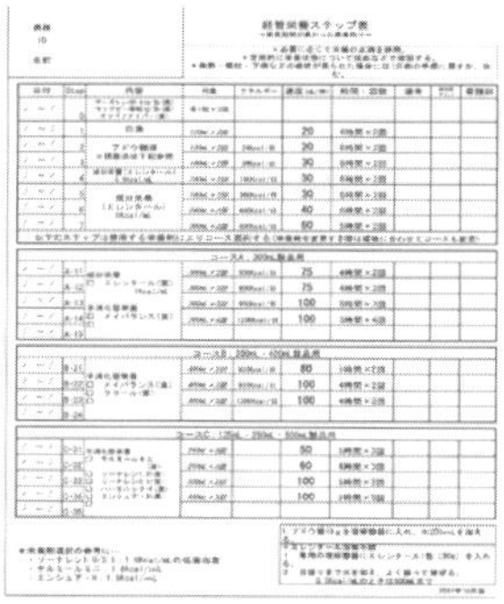

栄養剤，速度を示すステップ表の例

図7　ポンプで注入速度を管理することで胃食道逆流を防ぐ

▶Chapter 16　胃瘻造設後の生存率 → (eラーニング▶スライド18)

胃瘻を造設しても，生存率は決して良好でないとの報告もある．この一因として**図6**に示すような胃食道逆流の存在が考えられる．

Chapter 16の確認事項▶eラーニング スライド18対応

1 胃瘻と生存率の関係を理解する．

▶Chapter 17　ポンプで注入速度を管理することで胃食道逆流を防ぐ(図7) → (eラーニング▶スライド19)

禁食で長期間消化管を使用しなかった例や胃食道逆流が疑われる例では，注入速度を低下させる必要がある．施設にポンプがある場合には経腸栄養開始時はポンプ利用下で速度，量を調節したほうがより安全であるかもしれない．

Chapter 17の確認事項▶eラーニング スライド19対応

1 経管栄養に際して，注入速度を低下させることが必要になるのはどのような場合かを理解する．

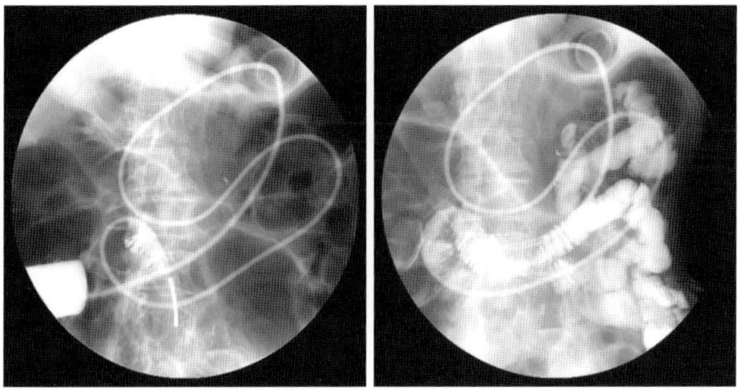

図８　半固形態栄養と経胃的腸瘻による胃食道逆流への対応

・経管栄養時の胃食道逆流を予防する方法として，わが国で始まった半固形栄養がある．これは経腸栄養剤の寒天や増粘剤などで粘度を高めて投与するものである．
・当初は粘度を高めることによって物理的に逆流を防ぐとされたが，近年では生理的な食物を胃に入れることによって，胃に弛緩（適応弛緩）を生じさせ，さらに蠕動を生じさせるとの報告もある．
・最近普及してきている方法であるが，エビデンスは十分でない．
・胃に経腸栄養剤を投与せず，腸に直接投与する方法として経胃的腸瘻や腸瘻がある．
・胃を介さないため，投与時にはダンピング症候群に注意する必要があり，急速注入は困難である．

▶Chapter 18　半固形栄養と経胃的腸瘻による胃食道逆流への対応（図8）

→（eラーニング▶スライド20）

半固形栄養は水より粘度が高いから逆流しないのではなく，生理的な食物を胃に入れることによって，胃に弛緩（適応弛緩）を生じさせ，さらに蠕動を生じさせる方法との認識にかわりつつある．

経胃的腸瘻や腸瘻は胃に栄養剤が入らないため，逆流のリスクは下がるが，短時間での注入はダンピング症候群を生じることが多いため，困難である．また，腸に栄養剤を注入しても胃酸は分泌するため，胃酸の誤嚥が生じることもある．最近ではダブルルーメンタイプ（2経路有するチューブを胃と腸に留置）を用いた経胃的腸瘻を利用して，胃側を開放しながら腸に栄養剤を注入する方法も報告されている．

Chapter 18の確認事項▶eラーニング スライド20対応

1 半固形栄養が逆流しにくい理由がどのようにとらえられているかを理解する．
2 経胃的腸瘻や腸瘻の逆流に対する利点と，それらを用いることのデメリットを理解する．

文　献

1) Rosenberg IH：Epidemiologic and methodologic problems in determining nutritional status of older persons. Am J Clim Nutr, 50：1231-1233, 1989.
2) 幣憲一郎：栄養投与量の決め方．病態栄養専門医テキスト，日本病態栄養学会編，南江堂，東京，pp.24-30，2009.
3) 宮越浩一：栄養によるアンチエイジングとリハビリテーション．Medical rehabilitation，124：121-126，2010-2011.
4) Vellas B, Villars H, Abellan G, et al.：Overview of the MNA® - Its History and Challenges. J Nutr Health Aging, 10：456-465, 2006.
5) Rubenstein LZ, Harker JO, Salva A, Guigoz Y, Vellas B：Screening for Undernutrition in Geriatric Practice：

Developing the Short-Form Mini Nutritional Assessment (MNA-SF). J Geront, 56A：M366-377, 2001.

6) Guigoz Y：The Mini-Nutritional Assessment (MNA®) Review of the Literature What does it tell us?. J Nutr Health Aging, 10：466-487, 2006.

7) 日本静脈経腸栄養学会 編：成人の病態別栄養管理．静脈経腸栄養ガイドライン，南江堂，東京，pp.60-62，2006.

8) Dennis MS, Lewis SC, Warlow C：FOOD Trial Collaboration. Effect of timing and method of enteral tube feeding for dysphagic stroke patients (FOOD)：a multicentre randomized controlled trial. Lancet, 365：764-772, 2005.

9) Park RH, Allison MC, Lang J, Spence E, Morris AJ, Danesh BJ, Russell RI, Mills PR：Randomised comparison of percutaneous endoscopic gastrostomy and nasogastric tube feeding in patients with persisting neurological dysphagia. BMJ, 304：1406-1409, 1992.

10) FOOD Trial Collaboration. Poor nutritional status on admission predicts poor outcomes after stroke：observational data from the FOOD trial. Stroke, 34：1450-1456, 2003.

11) Park RH, Allison MC, Lang J, Spence E, Morris AJ, Danesh BJ, Russell RI, Mills PR：Randomised comparison of percutaneous endoscopic gastrostomy and nasogastric tube feeding in patients with persisting neurological dysphagia. BMJ, 304：1406-1409, 1992.

12) DePippo KL, Holas MA, Reding MJ, et al.：Dysphagia therapy following stroke. Neurology, 44：1655-1660, 1994.

13) Gariballa SE, Parker SG, Taub N, et al.：Nutritional status of hospitalized acute stroke patients. Br J Nutr, 79：481-487, 1998.

14) Dennis MS, Lewis SC, Warlow C：FOOD Trial Collaboration. Routine oral nutritional supplement for stroke patients in hospital (FOOD)：a multicentre randomized controlled trial. Lancet, 365：755-763, 2005.

15) 笛吹亘，園田茂，鈴木亨ほか：脳卒中回復期リハビリテーションへの栄養サポートチーム介入：Functional Independence Measureを用いた効果検証．Jpn J Rehabil Med，45：184-192，2008.

16) McClave SA, Martindale RG, Vanek VW, et al.：Guidelines for the Provision and Assessment of Nutrition Support Therapy in the Adult Critically Ill Patient：Society of Critical Care Medicine (SCCM) and American Society for Parenteral and Enteral Nutrition (A.S.P.E.N.). J Parenter Enteral Nutr, 33：277-316, 2009.

17) Finucane TE, Bynum JP：Use of tube feeding to prevent aspiration pneumonia. Lancet, 348 (9039)：1421-1424, 1996.

18) Marik PE：Aspiration pneumonitis and aspiration pneumonia. N Engl J Med, 344 (9)：665-711, 2001.

19) Sanders DS, Carter MJ, D'Silva J, James G, Bolton RP, Bardhan KD：Survival analysis in percutaneous endoscopic gastrostomy feeding：a worse outcome in patients with dementia. Am J Gastroenterol, 95：1472-1475, 2000.

§22

経管栄養法

e-learning

68 経管栄養の適応・種類と特徴・合併症

Lecturer ▶ 瀬田　拓
国際医療福祉大学病院
リハビリテーション科部長

学習目標 *Learning Goals*

- 経管栄養の適応がわかる
- 経管栄養法の種類とその特徴がわかる
- 経管栄養の合併症を理解し，その発見や予防ができる

▶Chapter 1　経管栄養の適応 →（eラーニング▶スライド2）

栄養スクリーニング・栄養アセスメント（p.10以降参照）を行い，必要な栄養と水分を算出する．通常の食事からでは必要量の摂取が困難な場合に，栄養サポートが必要となる．摂食方法の工夫，嚥下調整食，栄養ドリンク，栄養ゼリー，水分補給ゼリー等の使用で経口摂取の拡大を図っても，十分な栄養・水分の摂取が困難なときに，経腸（経管）栄養や経静脈栄養の適応となる．経管栄養は，通常の食事と同様に，腸管で消化・吸収が行われるため，経静脈栄養より生理的で代謝上の合併症が少ないため，腸管が使える状態のときには経管栄養を第一選択とする．

Chapter 1の確認事項▶eラーニング スライド2対応

1 どのような場合に経管栄養が適応となるのかを理解する．

▶Chapter 2　経管栄養の禁忌（表1）→（eラーニング▶スライド3）

経管栄養の禁忌は，腸を使ってはいけない疾患や病態があるときで，腸を絶対に使ってはいけない疾患・病態（絶対的禁忌）は，完全腸閉塞，消化管穿孔，汎発性腹膜炎のときである．

Chapter 3で解説する腸を使うメリットを活かすため，近年ますます積極的に経管栄養を実施する傾向が高まっており，相対的禁忌とされる病態は縮小される傾向にある．

Chapter 2の確認事項▶eラーニング スライド3対応

1 経管栄養の禁忌を理解する．

表1　経管栄養が禁忌となる疾患・病態

絶対的禁忌	・完全腸閉塞 ・消化管穿孔 ・汎発性腹膜炎
相対的禁忌	・難治性嘔吐 ・重症下痢 ・消化管で栄養の吸収がまったくできない場合 ・循環動態が不安定

表2　経管栄養の利点

・高カロリー輸液（中心静脈栄養）の問題点
　長期投与により腸管の廃用性萎縮をきたす
　カテーテル敗血症や代謝性の合併症を起こすことが
　少なくない
・経管栄養の利点
　安価である
　腸管の構造と機能を維持する
　免疫能の維持，生体防御機能の維持に有効である

表3　経管栄養の種類

・代表的な方法
　経鼻経管栄養法（NG法）
　胃瘻栄養法（経皮内視鏡的胃瘻造設術：PEG）
　間歇的経管栄養法（IC法）
・その他の方法
　経鼻栄養でチューブの先端を十二指腸や空腸にする
　開腹術による胃瘻造設
　経胃瘻的に空腸カテーテルを挿入
　腸瘻
　経皮経食道的胃管（PTEG）

▶Chapter 3　経管栄養の利点（表2）→（eラーニング▶スライド4）

中心静脈栄養は，必要な水分，エネルギー，タンパク質，ミネラル，ビタミン，微量元素を確実に体内に投与できる利点があるにもかかわらず，腸が使える場合は，経管栄養を第一選択とするように推奨されているのには理由がある．まず中心静脈栄養には，長期に続けると，腸管の廃用性萎縮を生じたり，カテーテル敗血症や代謝性の合併症を起こすことが少なくないという問題点があげられる．さらに，現在の輸液では，いまだ含まれていない栄養源もあり，決して完全なものではないことがあげられる．

一方，経管栄養は腸管を使い続けるため，腸管の構造と機能をよく維持し，免疫能，生体防御機能の維持にも有効である．さらに，中心静脈栄養に比べれば圧倒的に安価な方法である．

Chapter 3の確認事項▶eラーニング スライド4対応

1. 経管栄養の利点を理解する．
2. 中心静脈栄養の利点と問題点を理解する．

▶Chapter 4　経管栄養の種類→（eラーニング▶スライド5）

代表的な経管栄養法には，経鼻経管栄養法（NG法），胃瘻栄養法（経皮内視鏡的胃瘻造設術：PEG），間歇的経管栄養法（IC法）がある．その他の経管栄養法としては，**表3**に示したようなものがあり，特殊な病態に合わせて選択されるときがある．

Chapter 4の確認事項▶eラーニング スライド5対応

1. 代表的な経管栄養を理解する．
2. 代表的なもの以外にも，さまざまな経管栄養方法を理解する．

▶Chapter 5　代表的な経管栄養方法の特徴→（eラーニング▶スライド6）

表4に，代表的な経管栄養法の特徴をまとめた．

NG法は，手技が普及しており，日本のすべての医療機関で実施可能な方法であるが，経鼻的に挿入され，咽頭を通過するチューブが留置されることに伴う欠点が多数存在する．特に太いチューブが咽頭を左右に交差して留置された場合，嚥下の大きな妨げとなり，嚥下訓練を進めるにあたって大きな障壁

表4　代表的な経管栄養法の特徴

	利点	欠点
経鼻経管栄養法（NG法）	・手技が普及している ・低コスト	・鼻咽頭の損傷 ・誤嚥発生リスクが高い ・鼻咽頭の違和感 ・自己抜去のリスク ・誤挿入のリスク ・審美的な問題
胃瘻栄養法（PEG）	・嚥下訓練を妨げない ・自己抜去が少ない ・肺炎リスクの低下	・手術（内視鏡による）が必要 ・瘻孔のケアが必要 ・定期的な交換が必要 ・交換時の偶発的合併症 ・自己抜去時の合併症
間歇的経管栄養法（IC法）	・注入時以外はチューブフリー ・注入時間の短縮 ・胃食道逆流・下痢の減少 ・肺炎リスクの低下 ・低コスト ・嚥下訓練になる	・手技が普及していない ・挿入困難例がある ・介護者の手間 ・食道内逆流

となる．また，手技は普及しているが，気管へ挿入したまま栄養投与をすると，致死的な合併症の原因となるため，より慎重な挿入後および栄養注入前の確認が必要である．

PEGは，内視鏡手術を必要とするが，比較的簡単な手術で造設が可能なため，急速に普及した方法である．特に経管栄養の必要性が長期に及ぶと予想されるときは，PEGが選択されることが多く，長期の安定的な栄養管理を可能にする．欠点は，瘻孔に関連するもの，チューブ交換に関連するものがあげられ，特に瘻孔ケアは医学的処置，または医学的処置に近いことが多く，介護者がより負担を重く感じやすいものであることに留意する必要がある．

IC法は，栄養を注入するときだけ経口的または経鼻的にチューブを挿入するため，嚥下訓練をチューブフリーで実施できることが最大の利点である．また，チューブを経口的に挿入（嚥下）すること自体が嚥下訓練にもなる．さらに，栄養投与に伴う消化器合併症（嘔吐や下痢）が起きにくく，注入スピードを高められるなど，利点の多い方法である．しかし，栄養注入のたびにチューブを挿入するため，挿入時に強い違和感や嘔吐反射が起こる例には実施が困難である．またIC法の普及はなかなか進んでおらず，実施可能な医療機関が増えてきていないのが現状である．

Chapter 5の確認事項 ▶ **eラーニング スライド6対応**

1 経鼻経管栄養法の利点と欠点を理解する．
2 胃瘻栄養法の利点と欠点を理解する．
3 間歇的経管栄養法の利点と欠点を理解する．

▶Chapter 6　栄養法選択のアルゴリズム →（eラーニング ▶ **スライド7**）

代表的な経管栄養法には，NG法，PEG，IC法があるが，明確な選択基準があるわけでなく，症例ごとに総合的に判断して適応を決定しているのが実際である．**図1**のアルゴリズムは，米国静脈経腸栄養

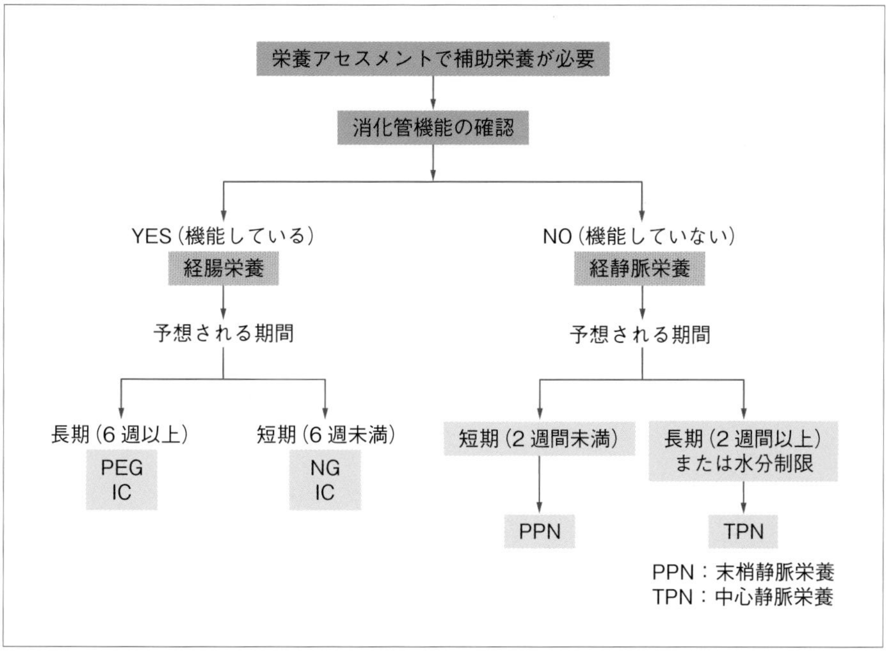

図1　栄養法選択のアルゴリズム

表5　慎重に判断すべき疾患・病態

NG法	PEG	IC法
・髄液漏など鼻腔の安静が必要 ・留置に身体拘束が必要 ・くり返す誤嚥性肺炎	・胃病変 ・胃切除後 ・VPシャント ・多量の腹水	・食道病変 ・介護に抵抗する者 ・挿入時の激しい嘔吐反射 ・食道内逆流

学会のガイドラインを参考にしたものである．消化管が利用できるときは，経腸栄養を選択し，予想される期間が長期の場合はPEGを，短期の場合はNG法を推奨している．IC法は予想される期間にかかわらず，実施可能な施設（職員がIC法管理のトレーニングを受けている）であれば，IC法の長所が活かせる例には，積極的に選択してよい．

Chapter 6の確認事項▶**eラーニング スライド7対応**

1 経腸栄養，PEG，NG法，IC法の選択基準を理解する．

▶Chapter 7　慎重に適応を判断すべき疾患・病態 →（eラーニング▶**スライド8**）

表5に示したような疾患・病態がある場合は，他の方法に切り替えることを考慮すべきである．

Chapter 7の確認事項▶**eラーニング スライド8対応**

1 NG法，PEG，IC法，それぞれについて，適応を慎重に判断しなければならないケースを理解する．

表6　経管栄養による合併症

①栄養チューブに関連した合併症	気管内への誤挿入（NG法，IC法） 腹腔内への誤挿入（PEG） チューブによる粘膜損傷，消化管穿孔 チューブによる胃食道逆流 チューブの自然抜去，自己（事故）抜去 チューブの閉塞
②瘻孔に関連した合併症	瘻孔の創感染 瘻孔周辺の皮膚トラブル 胃粘膜の圧迫壊死 バンパー埋没症候群
③消化器症状	下痢，便秘
④代謝上の問題	血糖値の上昇，ビタミン・微量元素欠乏症，脱水・電解質異常
⑤感染症	

▶Chapter 8　経管栄養による合併症 ①→（eラーニング▶**スライド9**）

経管栄養による合併症は，栄養チューブに関連した合併症，瘻孔に関連した合併症，消化器症状，代謝上の問題，感染症に分けて考えるとよい．**表6**①では，栄養チューブに関連した合併症をまとめた．NG法，IC法では，気管内への誤挿入，PEGでは腹腔内への誤挿入の危険があるが，いずれでも誤挿入したまま栄養投与すると大きな事故につながる．

胃食道逆流は，仰臥位で胃へ直接栄養剤を投与すると起こりやすい．

また薬剤を粉砕して投与するとチューブの閉塞が起こりやすいため，簡易懸濁法を積極的に利用するとよい．

Chapter 8の確認事項▶**eラーニング スライド9対応**

1. 経管栄養による合併症を区分けできるようになる．
2. 栄養チューブに関連した合併症の種類を理解する．

▶Chapter 9　経管栄養による合併症 ②→（eラーニング▶**スライド10**）

瘻孔に関連した合併症を**表6**②にまとめた．瘻孔の創感染，瘻孔周囲の皮膚トラブル，胃粘膜の圧迫壊死，バンパー埋没症候群があげられ，注意を要する．

カテーテルを軽く引っ張ったり回転させたりしたときに，軽やかに上下に動き滑らかに回転する程度にしておくことで，バンパー埋没症候群のリスクは軽減できる．

Chapter 9の確認事項▶**eラーニング スライド10対応**

1. 瘻孔に関連した合併症の種類を理解する．

▶Chapter 10　経管栄養による合併症 ③ →（eラーニング▶スライド11）

その他の合併症を**表6**③以降にまとめた．消化器症状としては，経管栄養開始初期の下痢がしばしば問題となる．対策としては，投与速度を落とすことが多いが，注入時間の延長は離床時間短縮につながりやすく，リハビリテーションの妨げになってしまう．IC法は，投与速度を速めても，消化器症状が出現しにくい投与方法である．

Chapter 10の確認事項▶eラーニング スライド11対応

1 経管栄養による消化器の問題点，代謝上の問題，感染の問題を理解する．

文　献

1) 曽田益弘：焦点 ここまできた経管栄養法．どんな場合に使われるか；経管栄養の適応基準とその方法．看護技術，46：1268-1272，2000.

2) 舟橋満寿子 ほか：嚥下障害児に対する口腔ネラトン法の試み．脳と発達，17：3-9，1985.

3) 木佐俊郎 ほか：摂食・嚥下障害に対する「口腔ネラトン法」の応用．総合リハ，19：423-430，1991.

4) 飛田美穂：焦点 ここまできた経管栄養法．経管栄養のメリットとデメリット―栄養生理学的にみる消化・吸収のしくみから―．看護技術，46：1252-1257，2000.

5) 野﨑園子 ほか：筋萎縮性側索硬化症患者に対する間欠的経口経管栄養法．神経内科，60：543-548，2004.

6) 大熊るり ほか：摂食・嚥下障害患者に対する代替栄養法―間歇的経管栄養法（intermittent tube feeding）の利点と適応．Medicina，38：692-698，2001.

69 具体的方法：経鼻経管栄養・間歇的経管栄養法・胃瘻栄養法

Lecturer ▶ 藤森まり子[1)]，藤島一郎[2)]

1) 聖隷三方原病院，摂食・嚥下障害看護認定看護師
2) 浜松市リハビリテーション病院病院長

学習目標 *Learning Goals*

- 嚥下運動を障害しにくい栄養チューブの挿入方法がわかる
- 安全な経管栄養法の注入方法がわかる
- 経管栄養の管理方法がわかる

1 経鼻経管栄養

▶Chapter 1 チューブの選択 (表1) → (eラーニング▶スライド2)

経鼻胃経管栄養に使用する栄養チューブ（以下チューブ）の選択方法としては，材質と太さがポイントになる．

まず材質であるが，これはおもに3種類ある．

ポリ塩化ビニールは比較的軟らかいが，長期間留置すると硬化するため週1回程度の交換が必要で，長期間の留置に不向きであるが，安価なので短期間の使用には経済的である．

シリコンとポリウレタンは，軟らかくて粘膜刺激が少なく，消化液による変性も少ないため長期留置の経鼻栄養に多く用いられている．

太さは，水様の成分栄養剤は5Fr. 以上，半消化態栄養剤は8Fr. 以上のものを使用しないと閉塞の可能性がある[1)]．しかし，患者の苦痛軽減のためには12Fr. 以下にしたい．可能な限り細くて軟らかいチューブを選択して，患者の苦痛と嚥下運動への悪影響を減らすように心がける．

Chapter 1の確認事項▶eラーニング スライド2対応

1. 栄養チューブの選択方法を理解する．
2. ポリ塩化ビニール製チューブの特性を理解する．
3. シリコン，ポリウレタン製チューブの特性を理解する．

▶Chapter 2 チューブ挿入の長さ (表2) → (eラーニング▶スライド3)

チューブ挿入の長さは，留置する場所に到達する長さが必要である．胃内に留置する場合は噴門部までの長さに10cmを加え，約55cm程度挿入する．目安となる噴門部までの長さは，対象患者の鼻孔から耳朶までと，耳朶から剣状突起までの長さである[2)]．患者の体格に合わせて挿入する長さを調整する．

難治性の胃食道逆流などにより，小腸上部にチューブを留置する場合がある．その場合は，チューブ

表1　チューブの選択

材質	ポリ塩化ビニール	安価なので経済的． 消化液による変性で硬化するため，週1回交換が必要で，短期向き．
	シリコン ポリウレタン	粘膜刺激や消化液による変性が少なく，長期使用の経鼻胃栄養法に好適．
太さ	成分栄養	5Fr．以上
	半消化態栄養剤	8～12Fr． ＊可能な限り細くて軟らかいチューブを選択する

表2　チューブ挿入の長さ

胃内に留置	鼻から噴門部までの距離＋10cm挿入する． （噴門部までの距離の目安は，患者の鼻孔から耳朶＋耳朶から剣状突起までの長さ）
小腸上部に留置	チューブは120cm以上の長いものを使用する． 先端に錘などがついたチューブ（アーガイルEDチューブ®など）を使用．

は120cm以上の長いものを使用し，先端に錘などがついたチューブ（例；アーガイルEDチューブ®）を使用して，消化管の蠕動運動で幽門を通過させる．経時的にX線で位置を確認する必要がある．EDチューブがうまく進まない場合は医師に相談する．

Chapter 2の確認事項▶**eラーニング スライド3対応**

1 チューブの長さ決定の要素を理解する．
2 胃内留置の場合のチューブ長決定の考え方を理解する．
3 噴門部までの長さをどのように捉えるかを理解する．
4 小腸上部にチューブを留置する場合の考え方を理解する．

▶Chapter 3　頸部回旋でのチューブ挿入方法 →（eラーニング▶**スライド4**）

図1に，頸部回旋でのチューブ挿入方法[4]の要点を示す．

① 姿勢はリクライニング位で枕を高くあて，頸部の筋肉を弛緩させる．
② 挿入する鼻腔と反対側に頸部を回旋する．
③ 鼻から耳までの長さ（約15cm）を挿入した所で嚥下を促がす．
④ 嚥下に合わせてチューブを素早く送り込むと，開いている食道入口部をチューブがスムーズに通過する．咳き込んだり，抵抗を感じたりした場合は，チューブを少し引き抜き，頸部回旋をやや強めて再度挿入する．
⑤40～45cmの食道下部で抵抗を感じた場合は，空嚥下を促しながら必要な長さまで挿入する．

Chapter 3の確認事項▶**eラーニング スライド4対応**

1 頸部回旋によってチューブを挿入する方法を理解する．

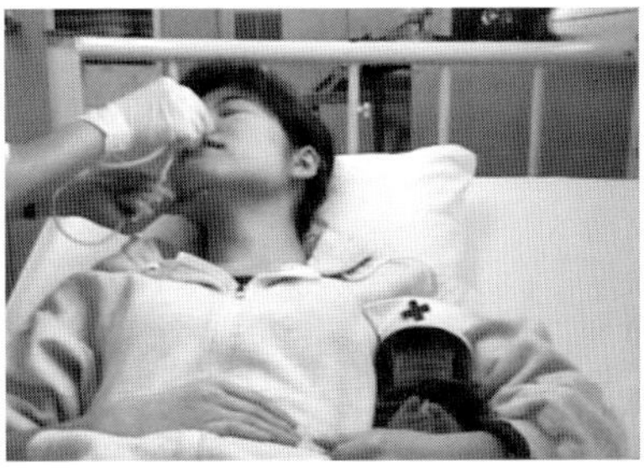

図1　頸部回旋でのチューブ挿入方法

① リクライニング位で枕を高くあて頸部の筋肉を弛緩させる
② 挿入する鼻腔と反対側に頸部を回旋する
③ 鼻から耳までの長さ（約15cm）を挿入した所で嚥下を促がす
④ 嚥下に合わせてチューブをすばやく送り込むと，食道入口部をスムーズに通過できる
（藤島一郎監修：嚥下障害ビデオシリーズ 7．医歯薬出版，2001）

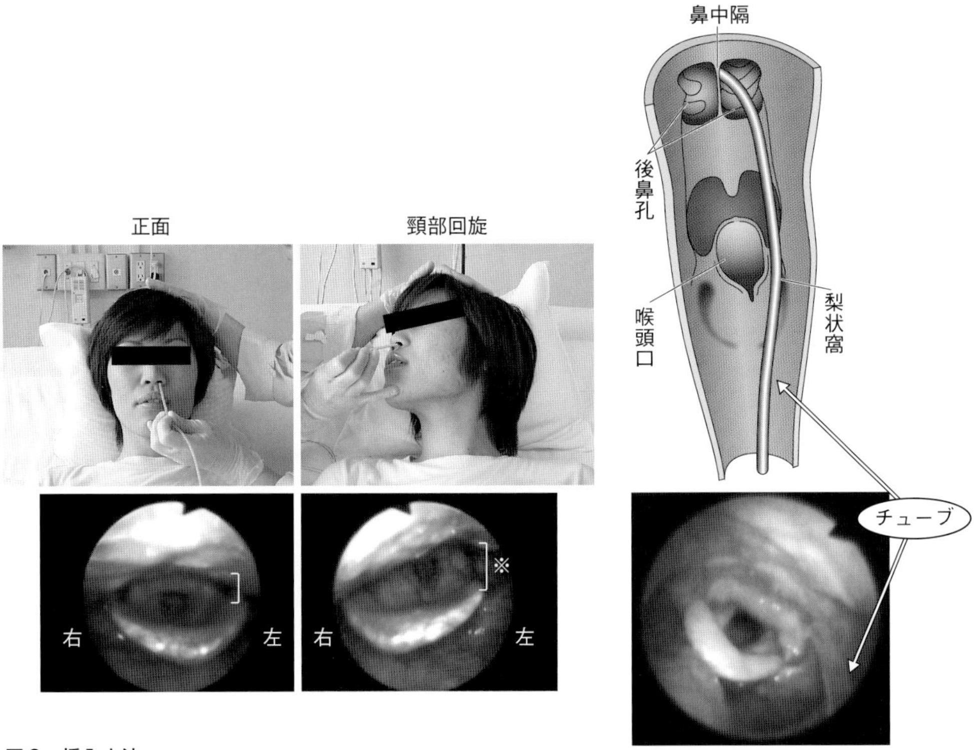

図2　挿入方法

・回旋側と反対側の咽頭が開き食道入口部の圧が低下する（写真中の※）
・鼻孔と同側の梨状窩は挿入されやすく嚥下運動を障害しにくい

▶Chapter 4　鼻腔と同側の梨状窩に挿入する—挿入する鼻腔と反対側に頸部を回旋する（図2） → （eラーニング▶スライド5）

チューブ挿入にあたっては，嚥下運動を障害しないような注意が必要である．喉頭蓋に当たらないように，鼻腔と同側の梨状窩に挿入する．そのためには，挿入する鼻腔と反対側に頸部を回旋するとよい．頸部を回旋することで，回旋側と反対側の咽頭が開き食道入口部の圧が低下することが知られている[3]．

表3　推奨されているチューブの位置確認方法

日本看護協会 2005	① 胃内容物の吸引 ② 気泡音の聴取 ③ X線撮影
英国の 「患者の安全性 に関する警告」 2005	① 吸引液のpH測定（5.5以下）を推奨する ② X線でのチェックも推奨するが日常的に使用しない ③ 空気（気泡音）の聴診は使用しない ④ 呼吸困難がないことをもって設置が正しく行われていると解釈しない ⑤ pH測定では制酸剤による影響に注意する

Chapter 4の確認事項 ▶ **eラーニング スライド5対応**

1 チューブ挿入時の留意点を理解する．
2 鼻腔と同側の梨状窩にチューブを挿入する場合の留意点を理解する．

▶Chapter 5　推奨されているチューブの位置確認方法 →（eラーニング ▶ **スライド6**）

経鼻胃経管栄養の誤注入の医療事故は後を絶たない．チューブが消化管に確実に挿入できたことを確認してから注入することが重要である．チューブの位置確認方法として，2005年に日本看護協会[5]が①胃内容物の吸引，②気泡音の聴取，③X線撮影を，同年英国の「患者の安全性に関する警告」[6]では，①吸引液のpH測定（5.5以下）を推奨する，②X線でのチェックも推奨するが日常的に使用しない，③空気（気泡音）の聴診は使用しない，④呼吸困難がないことをもって設置が正しく行われていると解釈しない，⑤pH測定では制酸剤による影響に注意するということを推奨している（**表3**）．わが国でも，2006年に認定病院患者安全推進協議会で同様の提言をしている[7]．

Chapter 5の確認事項 ▶ **eラーニング スライド6対応**

1 チューブの位置確認方法を理解する．

▶Chapter 6　経鼻胃栄養チューブ誤挿入予防のためのチューブ位置確認方法 →（eラーニング ▶ **スライド7**）

経鼻胃栄養チューブ誤挿入予防のためのチューブ位置確認方法として，聖隷三方原病院医療安全管理委員会で作成したマニュアルを紹介する（**図3**）．気泡音の確認と胃内容物を吸引して酸性度測定を行う．吸引ができなかった場合と，酸性度測定でpH6以上だった場合は，X線撮影でチューブ位置確認を行う．チューブはX線不透過ラインが入っているものを使う必要がある．

Chapter 6の確認事項 ▶ **eラーニング スライド7対応**

1 経鼻胃栄養チューブ誤挿入の判定にあたって，気泡音，胃内容物酸性度測定，X線撮影がポイントになることを理解する．

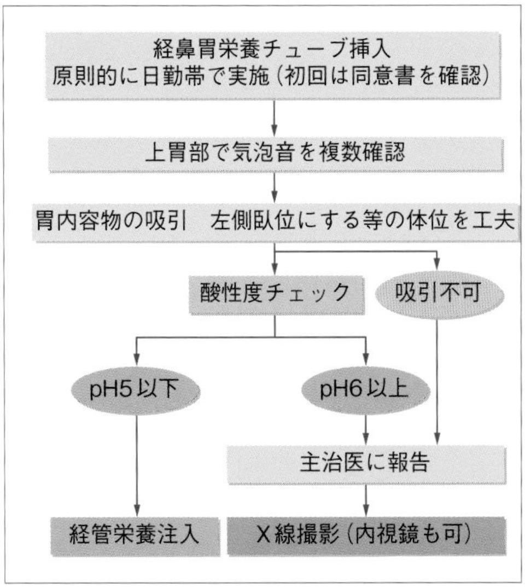

図3　経鼻胃栄養チューブ誤挿入予防のためのチューブ位置確認方法
（聖隷三方原病院医療安全管理委員会）

2 間歇的経管栄養法（間歇的口腔食道栄養法：OE法，IOE），間歇的口腔胃栄養法（OG法）

▶Chapter 7　チューブ挿入の方法 →（eラーニング▶スライド8）

表4に，間歇的口腔食道栄養法（以下OE法，IOEと略されることもある）のチューブ挿入方法を示す．OE法はチューブを飲み込むこと自体が嚥下訓練にもなるので，嚥下しやすい姿勢をとり，次のように行う[7]とよい．①チューブは挿入しやすく，気管への誤挿入を発見しやすいように16～18Fr.の太いサイズを使用する，②口腔内と咽頭の唾液や痰を除去しておく，③姿勢はリクライニング位にして枕を高くあて，頸部の筋肉を弛緩させる，④顎を前方に軽く突出させ食道入口部を開く，⑤口角から対側の咽頭壁に向かってチューブを挿入する．

Chapter 7の確認事項▶eラーニング スライド8対応

1 OE法のチューブ挿入の手順を理解する．

▶Chapter 8　OE法の注入方法 →（eラーニング▶スライド9）

OE法は流動食を食道内に注入することから，流動食は食道蠕動で胃内に運ばれ，生理的であるといわれている．**表5**の要領で注入する．

① チューブは口から胃まで挿入し，気泡音・胃内容物の吸引等で胃内に入ったことを確認する．

② その後，逆流を予防するためにチューブの上の穴（注入部）が食道第二狭窄部より胃側に位置するところまで引き抜いて固定する（成人で30～40cm．VFの際に確認するとよい）．

表4　チューブ挿入の方法

① チューブは挿入しやすく，気管への誤挿入を発見しやすいように16～18Fr. の太いサイズを使用する.
② 口腔内と咽頭の唾液や痰を除去しておく.
③ 姿勢はリクライニング位にして枕を高くあて，頸部の筋肉を弛緩させる.
④ 顎を前方に軽く突出させ梨状窩から食道入口部を開く.
⑤ 口角から対側の咽頭壁に向かってチューブを挿入する.
⑥ OE法はチューブを胃まで進め，胃内に入ったことを確認してから，食道第二狭窄部の少し下まで引き抜いて固定する.
⑦ OG法は，食道内逆流がある場合などに，胃内で注入する方法をいう.

表5　OE法の注入方法

① チューブは口から胃まで挿入し，気泡音・胃内容物の吸引等で胃内に入ったことを確認する.
② その後，逆流を予防するためにチューブの上の穴（注入部）が食道第二狭窄部を越えた位置まで引き抜いて固定する（成人で30～40cm. VFの際に確認するとよい）.
③ 注入速度は，はじめはゆっくりから開始して問題がなければ50mL/分程度にする（10～15分/500mL）.
④ 注入中に唾液の分泌が増加する場合は，積極的に嚥下してもらい食道蠕動を起こす.
⑤ 認知が悪い場合や，口腔ジスキネジアなどで常に口を動かしている場合は，注入中に胃チューブが抜けてくることがあるので注意する.

③ 注入速度は，はじめはゆっくりから開始して問題がなければ50mL/分程度にする（500mLを10～15分で注入）.

④ 注入中に唾液の分泌が増加する場合は，積極的に嚥下してもらい食道蠕動を起こす．注入が終了したらチューブを抜去する[8)].

▶Chapter 9　OE法の実際 →（eラーニング▶スライド10）

OE法の実際の手順は以下のとおりで，口からチューブを胃まで飲み込み，胃内に入ったことを確認してから必要な長さまで引き抜いて固定する.

① のどのアイスマッサージで口腔内を湿潤させ，嚥下しやすくする.

② 口角から対角線状にチューブを挿入する.

③ 梨状窩まで入ったら嚥下を促す.

④ 胃まで挿入し，気泡音と胃内容物の逆流を確認する.

⑤ 食道第二狭窄部まで10cm程度引き抜き，頬に固定する.

認知が悪い場合や口腔ジスキネジアで常に口を動かしている場合などでは，注入中にチューブが抜けてくることがあるので注意する．

Chapter 8, 9の確認事項▶**eラーニング スライド9, 10対応**

1 OE法の注入方法の要点を理解する．

3 胃瘻 (gastrostomy)

▶Chapter 10 **術後早期の管理** → (eラーニング▶**スライド11**)

胃瘻〈gastrostomy，近年は経皮内視鏡的胃瘻造設術（PEG）が広く行われている〉造設術後早期の管理を紹介する（**表6**）．挿入されている胃瘻チューブの種類に合わせて対応する必要がある．瘻孔からの出血・発赤・腫脹・潰瘍の有無を観察する．造設24時間後に胃壁と腹壁が密着するように牽引していた状態を開放するために，皮膚と外部バンパーの間にガーゼを挟んで5mmの隙間をつくる．瘻孔周囲の皮膚は，洗浄と愛護的な清拭により清潔に保つ．外部バンパーは定期的に回転して粘膜への固着や埋没を予防する[9]．

Chapter 10の確認事項▶**eラーニング スライド11対応**

1 胃瘻造設後早期の管理方法を理解する．

▶Chapter 11 **瘻孔の管理**（表7） → (eラーニング▶**スライド12**)

瘻孔の管理は，固定と皮膚の清潔がポイントである．毎日胃瘻チューブの固定と，ストッパーと皮膚の間に1～2cmの余裕があることを確認する．癒着を防ぐために，外部バンパーを定期的（1日1回）に90度回転させる．バルーンタイプはバルーン内の蒸留水の量を定期的に確認する必要がある．瘻孔形成は約3週間から1か月間を要するとされている[10]．胃瘻チューブの交換時期や交換頻度は，造設方法や胃瘻チューブの種類により変わってくる．

表6　術後早期の管理

① 瘻孔を観察（出血・発赤・腫脹・潰瘍）
② 造設24時間後に牽引開放（皮膚と外部バンパーの間にガーゼを挟んで5mmの隙間）
③ 瘻孔周囲の皮膚の清潔
④ 外部バンパーを定期的に回転して固着を予防

表7　瘻孔の管理

① 胃瘻チューブの固定確認 ストッパーと皮膚の間は1～2cmの余裕がある ② 外部バンパーを定期的に回転して固着予防 ③ 瘻孔周囲の皮膚の清潔 ・2週目以降は医師の許可でシャワー浴 ・3週目以降は医師の許可で入浴 ・入浴ができないときは弱酸性石鹸と微温湯で洗浄 ④ バルーンタイプは蒸留水の量を定期的に確認 ⑤ 胃瘻チューブの交換時期や頻度は，造設方法や胃瘻チューブの種類により異なる

瘻孔周囲の皮膚は清潔にする．造設後2週目以降は，医師の許可でシャワー浴を行う．3週目以降は医師の許可で入浴が可能になる．入浴ができないときは，弱酸性石鹸と微温湯で洗浄する．

Chapter 11の確認事項▶**eラーニング スライド12対応**

1 瘻孔管理の要点二つをあげる．
2 胃瘻チューブ固定位置の確認事項を理解する．
3 バルーンタイプで確認が必要になる項目は何かをあげる．
4 胃瘻チューブの交換時期や頻度を理解する．
5 瘻孔周囲洗浄に際してのポイントを理解する．

▶Chapter 12　胃瘻の保護 →（eラーニング▶**スライド13**）

胃瘻は，腹帯や腹巻を使って直接覆ったり，衣類を工夫したりして保護する．胃瘻チューブが周辺の皮膚を損傷したり圧迫しないように，また事故抜去しないように注意する必要がある．

瘻孔は2～3時間で閉塞してしまうため，もし事故抜去してしまったときは，瘻孔が塞がらないように処置が必要である．事故抜去したときの対処方法を医師に確認しておく．

Chapter 12の確認事項▶**eラーニング スライド13対応**

1 胃瘻保護の要点を理解する．

4 経管栄養注入に共通する注意事項

▶Chapter 13　胃食道逆流の予防・注入量・栄養剤の汚染予防（図4） →（eラーニング▶**スライド14**）

本項目以降に経管栄養注入に共通する注意事項をまとめた．

まず，胃食道逆流を予防するためには，注入中と注入後は最低30分，また胃食道逆流などがある場合は2時間以上は臥床せず，上半身を60度以上に起こしておく．安静の必要はなく，むしろ軽く歩い

①胃食道逆流の予防

注入中と注入後は最低30分，胃食道逆流などがある場合は2時間以上は上半身を60度以上に起こしておく．
この姿勢はずれや圧迫などが起こりやすく褥瘡発生のリスクが高いことに注意する．

②注入量の検討

経口摂取量や体調を加味して注入量を検討する．

③経管栄養剤の汚染予防

調整後6～8時間以内に使用し，残った場合は冷蔵庫に保管して24時間以内に使用する．

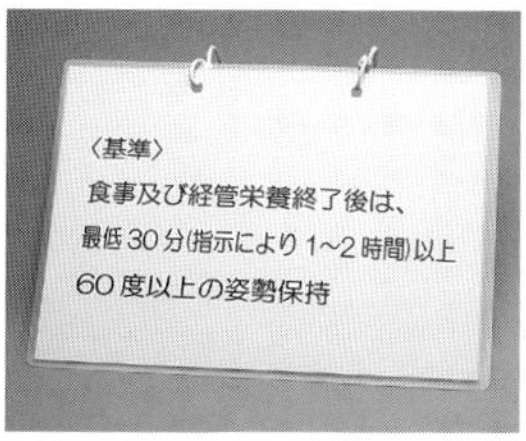

ベッドサイドに置く表示カード
裏面に時間を記載

図4　経管栄養注入に共通する注意事項

たほうがよい場合もある．

注入量は，経口摂取量や体調を加味して検討する．経管栄養は強制的な栄養補給方法であることを心得ておく必要がある．経管栄養のために空腹を感じることができず，食欲が湧かないこともある．

経管栄養剤の汚染予防も大切である．栄養剤は高カロリー・高栄養で細菌が繁殖しやすい．調整後(もしくは開封後)は，6～8時間以内に使用し，残った場合は密封して冷蔵庫に保管し24時間以内に使用する．

Chapter 13の確認事項 ▶ eラーニング スライド14対応

1. 経管栄養実施時はどのような姿勢をとるか理解する．
2. 注入量は個々人の経口摂取量や体調を加味して決定することを理解する．
3. 経管栄養剤汚染防止のための保管方法を理解する．

▶Chapter 14　チューブの閉塞予防(図5) → (eラーニング▶スライド15)

内服薬の注入でチューブが閉塞してしまうことがある．これを予防するために，溶解が可能な内服薬は簡易懸濁法[11]で溶かして注入するとよい．簡易懸濁法では，薬の種類により55℃の湯20mLに10分浸すことで溶解するため，錠剤を粉にする必要がない．

チューブ内の栄養剤の凝固による閉塞の場合は弱アルカリ性の制酸剤である炭酸水素ナトリウム水溶液(1%重曹水)が有効と報告されている[13]．

Chapter 14の確認事項 ▶ eラーニング スライド15対応

1. チューブ閉塞対策を理解する．

▶Chapter 15　下痢の予防 → (eラーニング▶スライド16)

経管栄養の合併症に，下痢がある．原因の多くは，浸透圧と注入速度であるといわれている．下痢の対処には，浸透圧の影響を少なくするために投与速度を低速に調節する．絶食で長期間腸管を使用していなかった場合は，慎重に白湯の低速注入から始めて，段階的に必要量まで増やしていく必要がある．

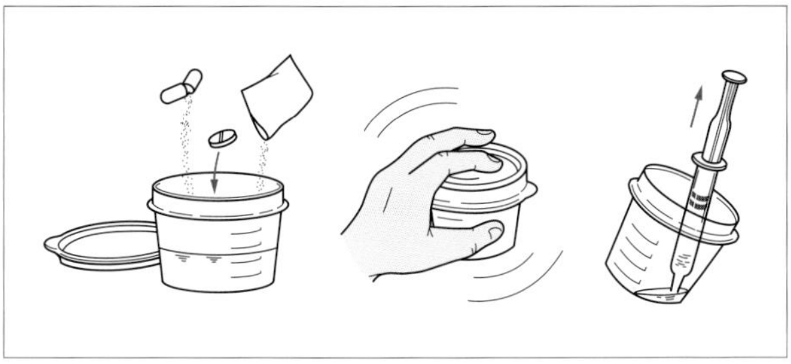

図5　内服薬によるチューブの閉塞予防
溶解が可能な内服液は，簡易懸濁法（55℃の湯20mLに10分浸す）で溶かして注入する．

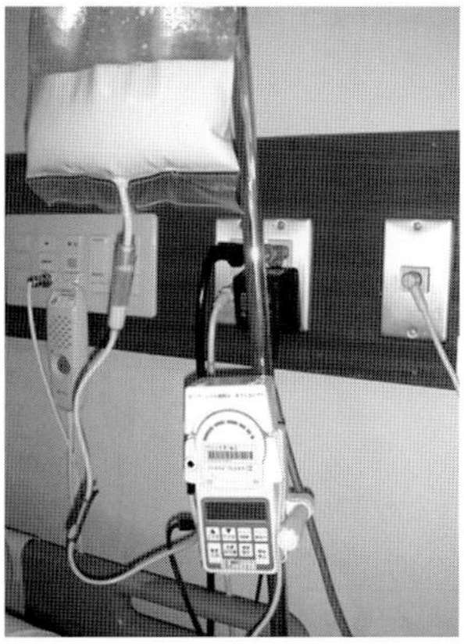

図6　持続注入ポンプ

注入速度は，栄養剤の種類と注入場所によって適切に調整する必要がある．幽門後（腸瘻，経鼻空腸経管栄養など）に半消化態栄養剤を投与する場合には，消化が不十分で，高張な栄養剤を急速に小腸内に注入されるとダンピング症候群になる危険性がある[12)]．持続注入ポンプ（**図6**）を用いた持続投与が原則である．

Chapter 15の確認事項 ▶ **eラーニング スライド16対応**

1. 経管栄養と下痢の関係を理解する．
2. 注入速度の決定方法を理解する．

▶Chapter 16　半固形栄養経管栄養 → (eラーニング ▶ **スライド17**)

厚労省は半固形栄養経管栄養を，栄養維持のために主として薬価基準に記載されている高カロリー薬または薬価基準に記載されていない流動食（市販されているものに限る）であって，投与時間の短縮が可能な形状にあらかじめ調整された半固形のものを注入する栄養法，としている．胃・食道逆流や下痢等の予防に有効な方法といわれている．適応は，正常な胃の消化管運動および消化吸収能をもつ患者で，高度の食道裂孔ヘルニアのある患者や胃切除術後の患者など腸瘻の患者は不適応とされる．有効とされている粘度・量・注入時間に留意して実施する必要がある．

Chapter 16の確認事項 ▶ **eラーニング スライド17対応**

1. 半固形栄養経管栄養の概要を理解する．

文　献

1）佐藤敦子：経鼻栄養チューブによる経腸栄養．経鼻栄養チューブの種類，NST完全ガイド―栄養療法の基礎と実践，東口髙志 編，照林社，東京，pp.58-60，2005.
2）東郷美香子：経管栄養．基礎看護技術ガイド，川島みどり 監，照林社，東京，pp.139-146，2007.

3) 武原　格 ほか：嚥下における頸部回旋の運動学的検討．リハビリテーション医学，36：737，1999.
4) 藤森まり子 ほか：経鼻胃経管栄養法における新しいチューブ挿入技術としての頸部回旋法．日本看護技術学会誌，4(2)：14-21，2005.
5) 日本看護協会：経鼻栄養チューブの誤挿入・誤注入事故を防ぐ．協会ニュース付録　医療・看護安全管理情報，8：422，2002.
6) National Patient Safety Agency. (2005) “Reducingthe harm caused by misplaced nasogastric feeding tubes,”Patient safety alert 05 (http://www.npsa.nhs.uk)
7) 認定病院患者安全推進協議会：提言　経鼻栄養チューブ挿入の安全確保について．患者安全推進ジャーナル，13：3941，2006.
8) 藤島一郎：脳卒中の摂食・嚥下障害，第2版，医歯薬出版，東京，pp.122-124，1998.
9) 佐々木雅也：人工濃厚流動食．NSTのための経腸栄養実践テクニック，佐々木雅也 編，照林社，東京，pp.131-137，2007.
10) 曽和享生 監修：PEG(胃瘻)栄養　適切な栄養管理を行うために，第2版，フジメディカル出版，大阪，pp.34-35，2005.
11) 倉田なおみ 著，藤島一郎 監：経管投与ハンドブック—投与可能薬品一覧表—，第2版，じほう，東京，2006.
12) 田中芳明，朝川貴博：経鼻胃管・腸管栄養の選び方　チューブ・カテーテルの基本知識．NSTのための経腸栄養実践テクニック，佐々木雅也 編，照林社，東京，pp.78-81，2007.
13) 合田文則：胃瘻からの半固形短時間摂食法ガイドブック 胃瘻患者のQOL向上をめざして．医歯薬出版，東京，pp.9-45，2006.

§23

食物形態の調整

e-learning

70 食物物性・形態

Lecturer ▶ 大越ひろ
日本女子大学名誉教授

学習目標 *Learning Goals*

- 食物の形態別物性とその測定方法がわかる
- 食物の形態と物性を変化させる要因がわかる

▶Chapter 1 はじめに → (eラーニング▶スライド1)

食物物性(Chapter 2参照)は，食物の形態と密接に関連している．ここでは食物の形態と物性の関連性について学ぶ．

はじめに，食物の物性を評価する方法を形態別に解説し，それぞれの形態に対応する食物の例を示す．続いて，食物はさまざまな要因で形態と物性が変化するので，その要因について解説する．

▶Chapter 2 食物の物性と形態の関連性 → (eラーニング▶スライド2)

食物の物性と形態の関連性をみいだすために，用語の定義を明確にする必要がある(**表1**)．

食物の物性とは，摂食嚥下リハビリテーション学会認定士に関連する場合には，力学的性質に限定してよいであろう．

食物の形態とは，食物の外観および内部構造の状態を表す用語である．また，食物の物性はその形態に影響されるので，食物の物性と形態の関連性を考察する際には「テクスチャー(texture)」という用語で表現することが多い．

表1　食物の物性と形態の関連性(用語の定義)

用語	定義	例
食物の物性	食物の物理的な性質を表す用語である．摂食嚥下リハビリテーション学会認定士に関連する食物の分野では，力学的な性質に限定してよい．	テクスチャー特性，粘度(粘性率)など
食物の形態	食物の外観および内部構造の状態を表す用語である．	均質ゾル状，不均質ゲル状，組織状など
食物のテクスチャー	食物の物性はその食物の形態に影響されるので，食物の物性と形態を合わせて考える(関連性)ときには「テクスチャー(texture)」という用語で表現することが多い．	

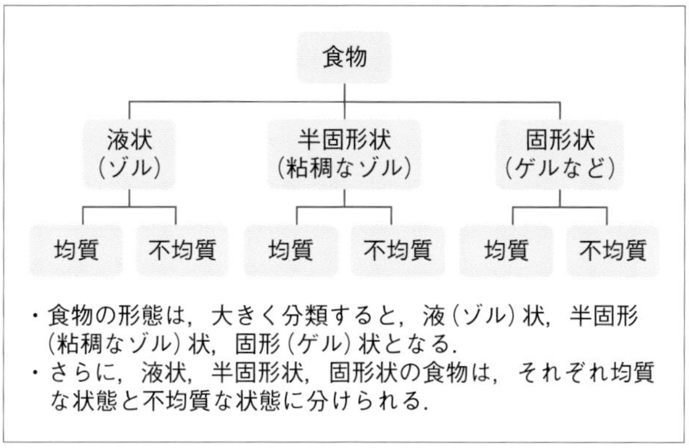

図1　食物を形態から分類する

Chapter 2の確認事項▶**eラーニング スライド2対応**

1 「食物の物性」の定義を理解する．
2 「食物の形態」の定義を理解する．
3 「食物のテクスチャー」の定義を理解する．

▶Chapter 3　食物を形態から分類する → (eラーニング▶**スライド3**)

食物はさまざまな形態をもっているので，それに応じた物性がある．食物の形態は，**図1**に示すように，三つに分類される．さらに，それぞれ均質な状態と不均質な状態に分けられる．

Chapter 3の確認事項▶**eラーニング スライド3対応**

1 食物の三つの形態を理解する．
2 三つの形態が，さらに均質・不均質という状態に分けられることを理解する．

▶Chapter 4　液状食物の物性を評価する方法 → (eラーニング▶**スライド4**)

液状食物の物性を評価するため，形態別に適した物性の測定方法を示した．液状食物は分散状態から分類すると，均質なものから不均質な形態のものまでさまざまである．それぞれの形態に対応する測定方法を示した．B型回転粘度計による粘度測定はChapter 6で，テクスチャー測定についてはChapter 7で解説する．コーンプレート型回転粘度計と，動的粘弾性測定については均質なものしか測定できないので，解説を割愛する．

各形態に対応する食物の例を**図2**に示した．水のように均質なものから，ゆるい構造をもつゲル(ゼリー)が混合されているゼリー飲料のように均質と不均質の中間的なものもある．さらには，粒入りのコーンスープのように液体に固体が分散した形態のものまである．

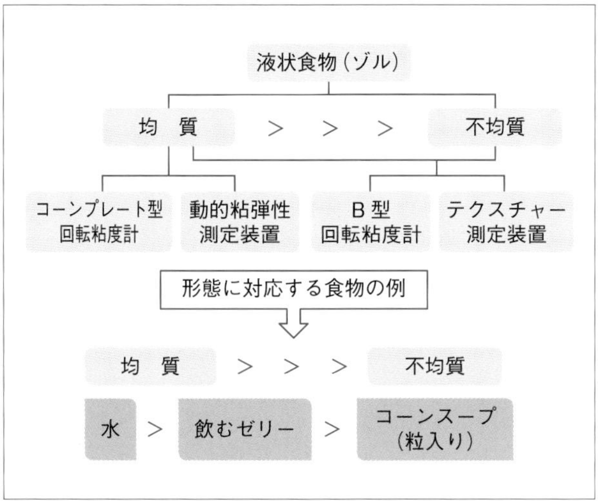

図2　液状食物の物性を評価する方法（形態別）

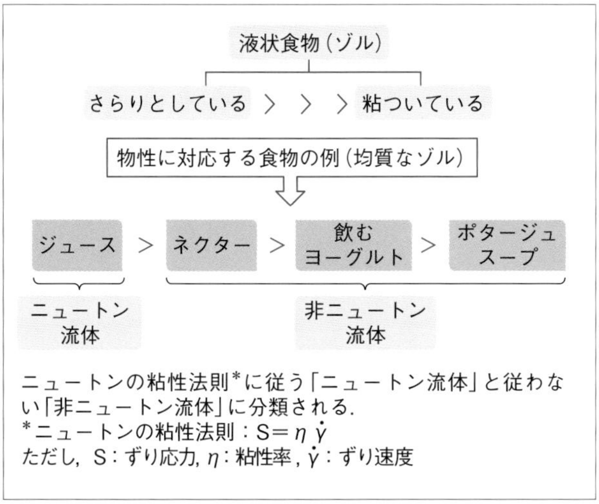

図3　液状食物を物性で分類する方法

Chapter 4の確認事項 ▶ **eラーニング スライド4対応**

1 食物の物性評価の方法を理解する．

▶Chapter 5　食物形態を物性で分類する（液状食物）→（eラーニング ▶ スライド5）

液状食物を物性から分類するときには，粘度で表現するとわかりやすい．たとえば，**図3**中の「さらりとしている」「粘ついている」は，粘度を表現する用語である．均質なゾルのなかで，ニュートンの粘性法則（**図3**中＊）に従うものをニュートン流体といい，ジュースや水が代表的な液体である．測定条件によって，粘性率が変化する非ニュートン流体は，みかけの粘性率として示す．例として，ポタージュスープなどがある．

ニュートンの粘性法則はずり速度$\dot{\gamma}$とずり応力Sの関係を表す方程式で，比例定数が粘性率ηである．

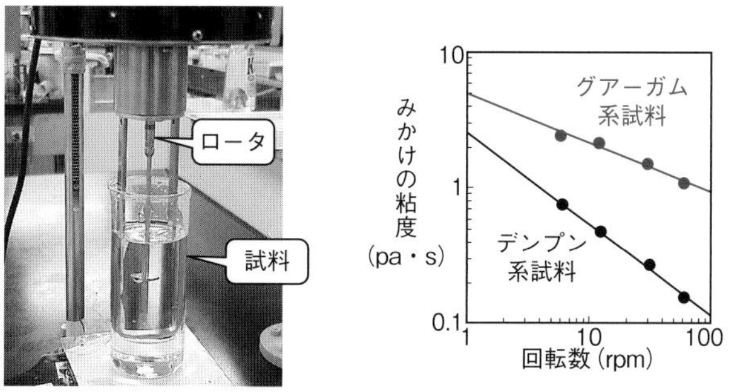

図4　食物の物性を評価する方法（粘度測定）
均質および不均質な液状食物物性を評価するB型回転粘度計（写真）を用いる（簡便な方法である）．回転数が4段階に変えられるモデルでは，横軸に回転数を対数目盛でとり，縦軸は対数目盛で粘度（粘性率）をとると，直線的なグラフが描ける．

Chapter 5の確認事項▶**eラーニング スライド5対応**

1 液状食物を物性から分類するときは，粘度を用いて分けると理解しやすい．
2 ニュートン流体と非ニュートン流体の区分けを理解する．

▶Chapter 6　食物の物性を評価する方法（粘度測定）→（eラーニング▶**スライド6**）

B型回転粘度計（**図4**）は試料をビーカー（直径6cm以上）に200mL程度入れ，セットしたロータを回転させて，ロータに伝わる試料の抵抗をトルクとして計測する．試料の粘度により，ロータを変化させて測定を行う．ロータの回転数は，4段階に変速できるモデルがよく用いられている．この粘度計は不均質な液体の測定も可能なので，利便性のある機器といえる．コーンプレート型回転粘度計とは異なり，ずり速度ではなく，回転数で示している．図4はグアーガム系とデンプン系とろみ調整食品添加試料（水）の測定例である．

「嚥下調整食学会分類2013」による「学会分類2013（とろみ）早見表」（p.89参照）では，粘度測定はコーンプレート型回転粘度計を用い，ずり速度50（sec^{-1}）における粘度を測定する方法が採用されている．

Chapter 6の確認事項▶**eラーニング スライド6対応**

1 粘度の測定法を理解する．

▶Chapter 7　食物の物性を評価する方法（テクスチャー特性の測定）
→（eラーニング▶**スライド7**）

テクスチャー特性の測定には，**図5**に示したような装置を用いることが多い．プランジャーをセットし，試料容器に厚さ15mmに試料を充填して定速圧縮を2回行う．右に記録曲線のモデルを示した．図

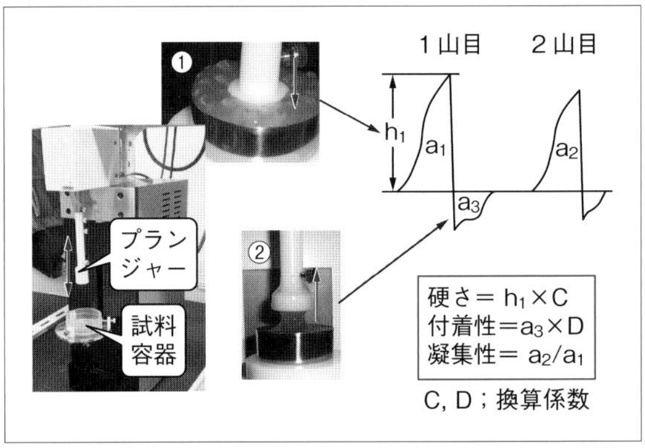

図5　食物の物性を評価する方法（テクスチャー特性の測定）

中の①で示した写真はプランジャーが最下点の状態を示したもので，1山目の最大値（h_1）を示す位置であり，「硬さ」を表している．また，②の写真は，圧縮から転じてプランジャーが上に引き上げられた状態を示しているので，矢印で示すように，マイナス方向の力が働き，a_3で示す面積，すなわち仕事量が「付着性」として算出できる．CおよびDは硬さと付着性の換算係数であり，機器固有の値である．「凝集性」は2山目の面積である a_2を1山目の面積 a_1で除して算出する．「硬さ」は食品の硬さ，「付着性」は粘り，「凝集性」は食品内部の結合力を表している．

Chapter 7の確認事項▶**eラーニング スライド7対応**

1 テクスチャー特性の測定方法を理解する．

▶Chapter 8　**半固形状食物の物性を評価する方法**→（eラーニング▶**スライド8**）

図6に，半固形状食物の物性を評価するため，形態別に適した物性の測定方法を示した．半固形状食物も分散状態から分類すると，均質なものから不均質な形態のものまで，さまざまである．それぞれの形態に対応する測定方法を示した（テクスチャー測定についてはChapter 7の解説を参照）．

各形態に対応する食物の例を下に示したマヨネーズのように均質なエマルション状態のものから，加熱で半熟状態になった鶏卵が混合した状態のスクランブルエッグは，均質と不均質の中間的な形態である．全がゆは重湯に米粒が分散した状態であり，液体に固体が分散した形態といえる．

Chapter 8の確認事項▶**eラーニング スライド8対応**

1 半固形状食物の物性評価方法を理解する．

▶Chapter 9　**半固形状食物の物性を評価する方法（形態別）**（図7）

→（eラーニング▶**スライド9**）

半固形状食物を物性から分類するときには，「軟らかい」「硬い」というテクスチャー用語で表現するとわかりやすい．軟らかい半固形状形態は，一見ゲル状にみえるが，撹拌すると流動するようになり，

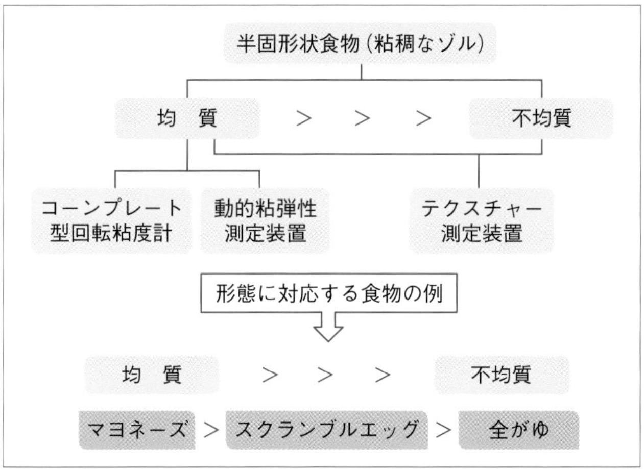

図6　半固形状食物の物性を評価する方法

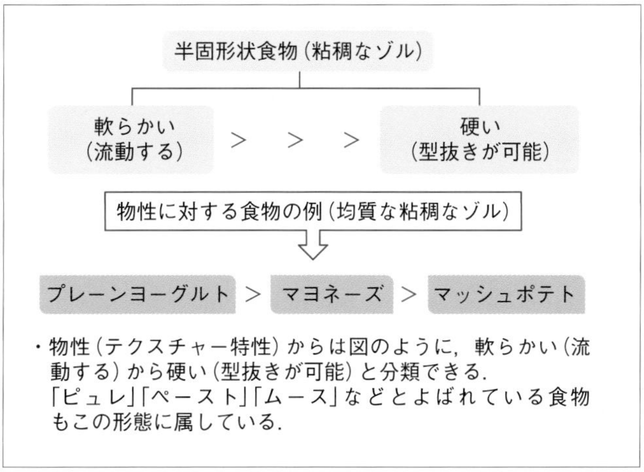

図7　半固形状食物の物性を評価する方法（形態別）

スプーンからゆっくり流れ落ちる特性をもつ．硬いものでは，マッシュポテトのように，ペースト状になった食物は形を保つことが可能で，型抜きもできる．

Chapter 9の確認事項 ▶ **eラーニング スライド9対応**

1 固形状食物を物性で分類する方法を理解する．

▶Chapter 10　固形状食物の物性を評価する方法 → （eラーニング ▶ **スライド10**）

図8に，固形状食物の物性を評価するため，形態別に適した物性の測定方法を示した．固形状食物も均質なものから不均質な形態のものまで，さまざまである．それぞれの形態に対応する測定方法を示した．ただし，破断特性の測定は咀嚼と対応させる場合が多いので，テクスチャー特性と近似した値が得られるため，解説は省略した．

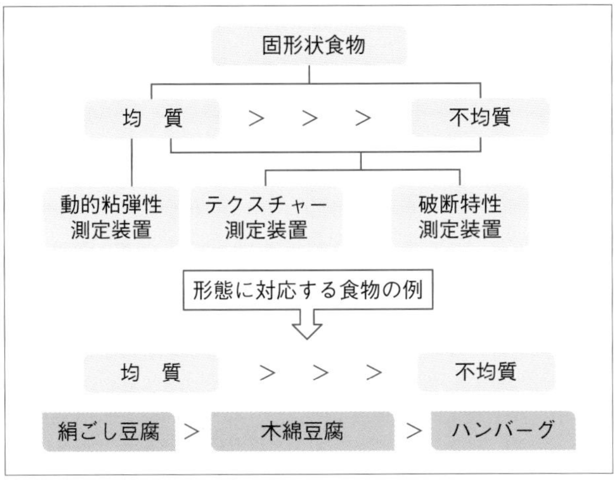

図8　固形状食物の物性を評価する方法と食物の例（形態別）

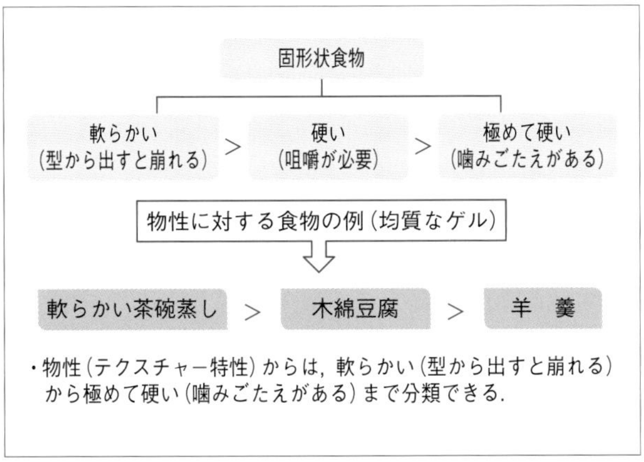

図9　固形状食物を物性で分類する方法

各形態に対応する食物の例を**図8**に示した．均質な固形状食物として，絹ごし豆腐をあげた．同じ豆腐でも，木綿豆腐は製法が異なり，凝固剤でいったん固めた豆乳ゲルを寄せ集め，水分を絞りながら形を作ったものなので，やや不均質な形態になっている．ハンバーグはミンチした肉とタマネギやその他の食材をまとめて加熱凝固させたものであり，固形物がタンパク質によって固められた形態である．

Chapter 10の確認事項▶**eラーニング スライド10対応**

1 半固形状食物の物性を評価する方法を理解する．

▶Chapter 11　食物形態を物性で分類する（固形状食物）（図9）

→（eラーニング▶**スライド11**）

固形状食物の物性からの分類には，「軟らかい」「硬い」，さらには「極めて硬い」というテクスチャー用語を加えた．型から出すと自重で崩れる軟らかい固形状食物から，咀嚼が必要な硬さの固形状食物，

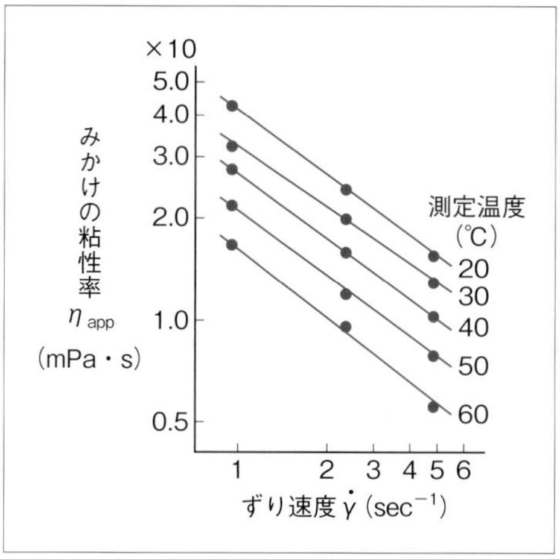

図10　ホワイトソースの粘性率の温度依存性

噛みごたえがある極めて硬い固形状食物までさまざまである．いずれも，いったん形状が崩れると，もとの形には戻らない状態のものが固形状食物である．

▶ Chapter 11の確認事項 ▶ **eラーニング スライド11対応**

1 固形状食物の物性分類を理解する．

▶Chapter 12　食物の物性を変化させる要因 → (eラーニング ▶ **スライド12**)

食物の物性を変化させる要因として，まず，温度があげられる．主食のおかゆにしても，スープにしても，温かいときと冷たくなったときでは物性は異なってくる．**図10**はホワイトソースの温度による粘度(粘性率)の変化を示したものである．60℃ではさらっとしているが，20℃で測定すると3倍程度粘度が増加している．

一方，固形状食物においても，温度で大きく変化する代表的な食物がゼラチンゼリーである．ゼラチンゼリーの融点が22～25℃であり，室温に放置すると品温が上昇し，硬さが減少するので，温度管理が大切である．

▶ Chapter 12の確認事項 ▶ **eラーニング スライド12対応**

1 食物物性を変化させる要因として，温度があげられることを理解する．

▶Chapter 13　食物の形態と物性を変化させる要因(その1)

→ (eラーニング ▶ **スライド13**)

食物の形態と物性を変化させる要因として，ハイドロコロイドの添加があげられる．ハイドロコロイドは水溶性高分子のことで，食品添加物のゲル化剤や増粘剤(増粘食品)の主原料であり，少量でテクスチャー(食感や形態など)を改良することが可能なところから，テクスチャーモデファイアー(食感改

表2　テクスチャーモデファイアーとハイドロコロイド

機能性	ハイドロコロイド			
ゲル化性	寒天	カラギーナン	ゼラチン	ペクチン
増粘性	グアーガム	キサンタンガム	デンプン	ローカストビーンガム

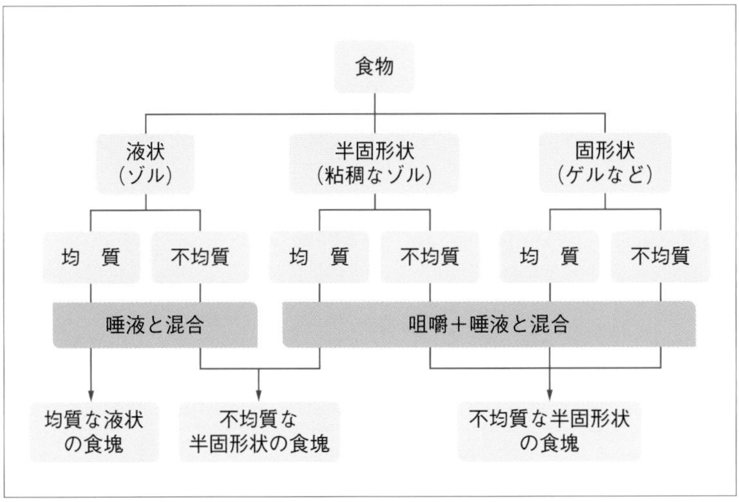

図11　食物の形態と物性は摂食する（食べる）ことで変化する

良剤）ともいわれている．**表2**に代表的なハイドロコロイドを示した．

Chapter 13の確認事項▶**eラーニング スライド13対応**

1 食物の形態と物性を変化させる要素を理解する．
2 ハイドロコロイドの特性を理解する．

▶Chapter 14　食物の形態と物性を変化させる要因（その2）

→（eラーニング▶**スライド14**）

摂食時，均質な液状食物は唾液が一部混合され，そのまま嚥下される．また，不均質な液状食物は唾液が混合され，不均質な液状の食塊に変化する．半固形状食物も咀嚼（舌と硬口蓋など）によって唾液と混合され，不均質な半固形状の食塊に変化する．固形状食物は咀嚼しながら唾液と混合され，食物形態は不均質な半固形状の食塊に変化する．いずれの形態の食塊であっても，テクスチャー特性の硬さは食物の値よりも低下する（**図11**，Chapter 15参照）．

Chapter 14の確認事項▶**eラーニング スライド14対応**

1 摂食時において，唾液が食物の形態と物性を変化させることを理解する．

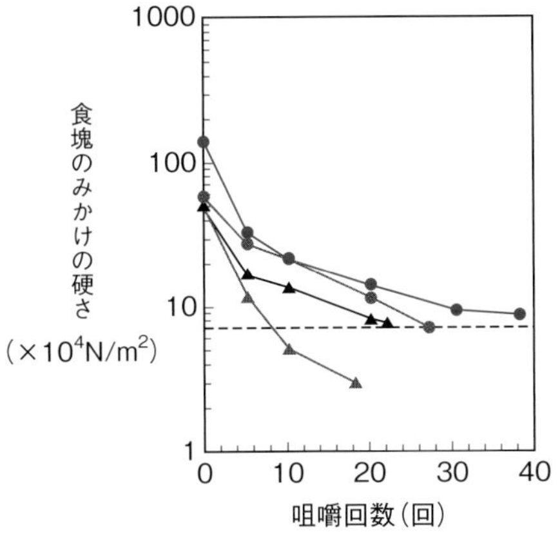

4種類の異なる肉加工品の咀嚼過程に関し，咀嚼回数ごとに食塊を採取し，テクスチャー特性の硬さを測定した結果を示している．

横軸は咀嚼回数，縦軸は採取した食塊のテクスチャー特性のみかけの硬さ．

再構成肉を除き，食塊の硬さはほぼ等しい．

●：軟化未処理肉，●：重曹処理肉，
▲：重ね肉，▲：再構成肉

図12　食物の咀嚼過程の物性変化を把握する実験例

▶Chapter 15　食物の咀嚼過程の物性変化を把握する→（eラーニング▶スライド15）

固形状食物の咀嚼過程の物性変化を把握した事例を**図12**に示した．豚ロース肉の「軟化未処理肉」，重曹処理により軟化させた「重曹処理肉」，薄切り肉を重ねた「重ね肉」，ミンチした肉をデンプンで結合させた「再構成肉」について，飲み込む直前の食塊の硬さを測定したところ，ほぼ等しい硬さになった．ヒトは咀嚼により飲み込みやすい状態に物性を調整していることが明らかになった．

Chapter 15の確認事項▶eラーニング スライド15対応

1 食物物性に対する咀嚼の影響を理解する．

文　献

1) Szczesniak AS：Classification of textural characteristics. J Food Sci, 28：385, 1963.
2) 高橋智子，大越ひろ：粘稠な液状食品の飲み込み特性と力学的特性の関係．家政誌，50(4)：333-339，1999.
3) 赤羽ひろ，大沢はま子，中浜信子：白ソースの加熱および冷却過程の流動特性．家政学雑誌，30(10)：845-850, 1979.
4) 高橋智子，他：食べ易い食肉のテクスチャー特性と咀嚼運動．家政誌，55：3-12，2004.
5) 藤谷順子，他：日本摂食・嚥下リハビリテーション学会嚥下調整食分類2013．日摂食嚥下リハ会誌，17：255-267, 2013.

71 増粘食品の使用方法

Lecturer ▶ 三鬼達人
藤田医科大学病院看護部看護科長，
摂食・嚥下障害看護認定看護師

学習目標 Learning Goals

- 増粘食品の特徴，種類，使用方法がわかる
- ゲル化剤の種類，各種特徴，使用方法がわかる
- 増粘食品を用いた経腸栄養剤の半固形化法がわかる

▶ Chapter 1 はじめに →（eラーニング▶スライド1）

増粘食品とは，液体などにとろみをつけ，飲み込みやすい物性に変化させることができる食品の総称で，「とろみ調整食品」とよばれることもある．一方，液体をゼリー状に固めるものをゲル化剤という．ここでは，増粘食品とゲル化剤の特徴，種類，また増粘食品を利用した経腸栄養剤の半固形化法について解説する．

なお，増粘食品は一般に「増粘剤」とよばれるが，「剤」は薬剤の意味を表し，食品に添加するものの呼称として誤解を招くおそれがあるため，本章では「増粘食品」とよぶことにする．

▶ Chapter 2 増粘食品の特徴，種類，使用方法がわかる →（eラーニング▶スライド2）

増粘食品は，水分などの飲み込みにくい食品に添加することにより，食物の食塊形成や口腔から食道入口部通過までの流動性を調節する働きがあり，温かいものから冷たいものまで温度に関係なくとろみをつけることができる食品である．増粘食品は，使用原料から大きく分けて「デンプン系」「グアーガム系」「キサンタンガム系」「カラギーナン系」に大別される．

Chapter 2の確認事項 ▶ eラーニング スライド2対応

1. 増粘食品の定義，使用方法を理解する．
2. 増粘食品の種類がわかる．

▶ Chapter 3 増粘食品の分類と特徴 →（eラーニング▶スライド3）

各種増粘食品の一般的な特徴を**表1**に記載した[1]．現在の増粘食品の主流はキサンタンガム系を使用したものが多い．なお，商品の原材料としては各メーカーともに増粘多糖類と表記していることが多い．したがって，原材料名をみただけではその商品が何系の原料を使用しているかはわかりにくいのが現状である．

表1　増粘食品の分類と特徴（大越，2005.[1]）

分類	特徴
デンプン系	すばやく粘度がつくが，グアーガム系，キサンタンガム系に比べて添加量が多く必要である．飲み物の種類を問わず安定した粘度が得られる．
グアーガム系	少ない添加量で粘度がつくが，安定した粘度が得られるまでに時間を要する．原材料由来のにおいがある．
キサンタンガム系	無色，無臭でべたつき感が少なく経時的な変化が少ない．したがって，透明な水分などにとろみをつけるのに適している． 従来は，牛乳や濃厚流動食などに対して粘度がつきにくいとされてきたが，現在は，商品によっては各メーカーで改良がなされている．現在の増粘食品の主流となっている．
カラギーナン系	タンパク質と分子的に相互作用し，増粘作用が増強されるため，タンパク質成分を含む乳製品や濃厚流動食へのとろみづけに適している．

Chapter 3の確認事項▶**eラーニング スライド3対応**

1 各種増粘食品の種類，特徴がわかる．

▶Chapter 4　増粘食品の使用方法 →（eラーニング▶**スライド4, 5**）

増粘食品の使用方法について，主流であるキサンタンガム系のものを例に説明する．以下に要点を掲げる．

1）撹拌方法と注意点（図1）

必ずマドラー（まぜ棒）などで撹拌（かきまぜ）しながら，「ダマ」にならないようパウダーをまぶすように添加する．

近年の増粘食品では分散性や溶解性が強化されダマになりにくくなっているが，一般的にキサンタンガム系では，温度が高い食品では溶けやすい反面，ダマになりやすいので注意を要する．

いったんダマが生じると溶解するのは困難であるため，ダマが生じた場合は必ず取り除く．

2）添加量について

嚥下に適した粘度は，対象者の嚥下機能によって異なるので，一概に適切な粘度を設定することは困難である．一般に，とろみが強いほうが誤嚥しにくいが，とろみをつけすぎると粘性が増し，口腔や咽頭粘膜に付着し嚥下しにくくなるので注意が必要である．

日本摂食リハビリテーション学会では，『学会分類2013（とろみ）』において嚥下障害患者のためのとろみつき液体を「薄いとろみ」「中間のとろみ」「濃いとろみ」の3段階に分けて表示し，それぞれについて性状の観察所見および物性測定値を併記している．各食品に対する粘度や添加量は，メーカーから目安が出されているので，参照してほしい．

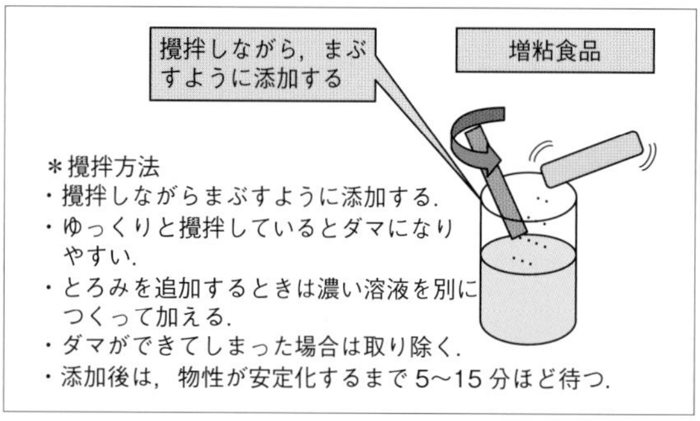

図1　増粘食品の使用時注意点

表2　増粘食品のおもな種類と特徴

商品名	メーカー名	使用目安量（g）水 100 mL に対して		
		薄いとろみ	中間のとろみ	濃いとろみ
ネオハイトロミールⅢ	フードケア	0.4〜0.8	0.8〜1.4	1.4〜2.1
ネオハイトロミール R & E	フードケア	0.6〜1.4	1.4〜2.2	2.2〜3.2
トロミスマイル	ヘルシーフード	0.6〜1.2	1.2〜2.0	2.0〜3.0
トロミパワースマイル	ヘルシーフード	0.5〜1.0	1.0〜1.6	1.6〜2.4
トロミクリア	ヘルシーフード	0.5〜1.1	1.1〜2.0	2.0〜2.9
トロミアップパーフェクト	日清オイリオ	0.5〜1.0	1.0〜1.7	1.7〜2.4
トロミアップエース	日清オイリオ	0.5〜1.1	1.1〜2.0	2.0〜3.2
ソフティア S	ニュートリー	0.7〜1.4	1.4〜2.3	2.3〜3.2
トロメリン Ex	ニュートリー	0.6〜1.1	1.1〜1.9	1.9〜2.6
トロメリン V	ニュートリー	0.6〜0.9	0.9〜1.4	1.4〜1.9
明治トロメイク SP	明治乳業	0.5〜1.2	1.2〜2.1	2.1〜2.7
新スルーキング i	キッセイ薬品工業	0.6〜1.3	1.3〜2.2	2.2〜3.4
つるりんこ Quickly	クリニコ	0.8〜1.6	1.6〜2.6	2.6〜3.3

（ヘルシーネットワーク在宅通信販売カタログ「はつらつ」一部改変）

Chapter 4 の確認事項 ▶ **e ラーニング スライド 4, 5 対応**

1 各種増粘食品の使用方法がわかる．

▶ Chapter 5　**増粘食品のおもな種類と特徴**（表2）→（e ラーニング ▶ **スライド6**）

増粘食品の数は数十種類にも及び，そのなかから対象の嚥下機能に適した商品を選び出すのは困難である．また，食材によっても各商品間で使用量が大きく変わるため，各商品の特徴を理解し選択する必要がある．実際に使用するときは，対象の嚥下機能に合わせていつも決まった量を添加し，必要最低限の添加量にするよう気をつける必要がある．

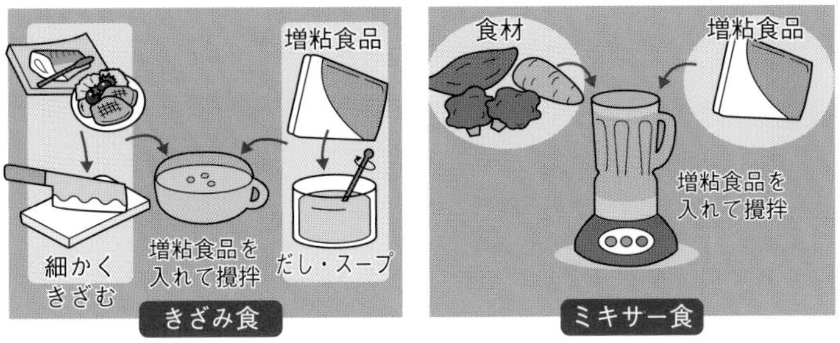

図2　きざみ食・ミキサー食に使用する場合

・きざみ食は，口腔内で食塊形成が起こりにくい食材である．
・増粘食品は，きざみ食に添加することにより，飲み込みやすい物質に変化させることができる．
・肉や魚等の水分量が少ない食材の場合は，パサツキを防ぐために食材とは別に「だし」・「スープ」等でとろみをつくり，きざみ食と混ぜあわせる．
・ミキサー食も同様に，別に「だし」・「スープ」等でとろみをつくり，食材と一緒にミキサーにかける．

（ケアフーズプラザアールエス，ホームページより引用）

▶Chapter 6　きざみ食・ミキサー食に使用する場合（図2）→（eラーニング▶スライド7）

きざみ食に使用する際は，だしやスープを上手に利用し，あん風に仕上げることがポイントである．ミキサー食に使用する際は，食材と一緒にミキサーにかけるのが基本である．

Chapter 6の確認事項▶eラーニング スライド7対応

1 増粘食品をきざみ食・ミキサー食に使用する場合の注意点を理解する．

▶Chapter 7　ゲル化剤の種類，各種特徴，使用方法がわかる

→（eラーニング▶スライド8～10）

ゲル化剤[3)]は，液体成分を固める性質をもち，ゼリーやプリンなどに使用される．少ない添加量で液体を固めることができ，使用量を調整することによって，軟らかな食感から，こんにゃくのような弾力性のある硬さまで調節できる．ゲル化剤の種類には，寒天（テングサ），ゼラチン（動物の皮や骨），カラギーナン，ペクチンなどがあるが，これらのゲル化剤はそれぞれ違った性質をもっており，用途に応じて使い分ける必要がある．一般的に，ゼリー食は摂食嚥下障害に適しているといわれているが，使用されるゲル化剤が異なれば，食感や物性が変わることに注意が必要である．近年では，温かいゼリー食をつくるためのゲル化剤も商品として出されている．

1）寒　天→（eラーニング▶スライド8）

寒天は，テングサ（天草），オゴノリなどの紅藻類の粘液質を凍結・乾燥したものである．種類は，粉末，固形，フレークがある．寒天ゼリーをつくる際は，一般的に沸騰させて溶解させる．寒天の凝固温度は30～40℃で，室温で容易に固めることができる．融解温度は70～85℃で，室温で溶け出すこと

がない．冷蔵庫で固める必要がないので，取り扱いやすい食品となる．

しかし，寒天は凝集性が強く，口腔内で溶けず咽頭通過時に変形性がないため，注意障害，ペーシング障害など，先行期に問題のある患者，食塊形成能力など口腔機能に問題がある患者，嚥下反射惹起遅延，喉頭挙上不全など咽頭期に問題がある患者では，窒息などの事故につながる可能性があり，注意が必要である．

2）ゼラチン →（eラーニング▶スライド9）

ゼラチンは，牛または豚などの骨・皮などに含まれる硬タンパク質のコラーゲンを，水とともに加熱して分解し抽出したものである．

ゼラチンゼリーをつくるときは水を加えて加熱するが，60℃前後でよく溶ける．凝固温度は10～20℃で，冷蔵庫，氷水中で固める必要がある．融解温度は20～30℃で，口腔内に取り込んだときに体温で表面が溶け滑りがよくなり，喉越しのよい食物に仕上げることができる．しかし，認知症などにより先行期に問題がある障害者では，ゼリーを口腔内へ溜め込むことにより物性が水分に変化してしまうので，注意が必要である．

また，室温で容易に溶けてしまうので，温度管理には十分な配慮が必要となる．近年では，冷水でも溶けるゼラチンが開発され，冷たい飲料水でもゼリーがつくれるようになっている．

なお，訓練開始食としてのゼラチンゼリーの濃度は，1.6％が適しているといわれる（コンテンツNo. 70参照）．

3）カラギーナン →（eラーニング▶スライド10）

カラギーナンは，寒天同様に紅藻から抽出されたゲル化剤であり，摂食嚥下障害患者用のゲル化剤の原料として最も使用されるゲル化剤である．溶解温度は70℃前後，凝固温度は40～45℃，融解温度は60～65℃である．常温で簡単に固まり，溶け出さない安定性がある．ゼラチンのような食感と寒天の扱いやすさの両方を併せもつ．寒天と違い，無味無臭で素材の風味を邪魔せず，非常に軟らかく軽い弾力をもつ．

4）ペクチン →（eラーニング▶スライド10）

ペクチンは，柑橘類やリンゴの果皮などに多く含まれており，水で抽出して得られる．一般には，マーマレードやジャムなどをつくるときに使用されるゲル化剤である．近年では経腸栄養剤の半固形化法にも使用されているが，嚥下障害者には使用されないため詳細は省略する．

Chapter 7の確認事項▶eラーニング スライド8～10対応

1. ゲル化剤の特徴を理解する．
2. 寒天の特徴，使用時の注意点を理解する．
3. ゼラチンの特徴，使用時の注意点を理解する．
4. カラギーナンの特徴，使用時の注意点を理解する．

Chapter 8 各種ゲル化剤の比較 →（eラーニング▶スライド11, 12）

表3，4に，各種ゲル化剤の比較とゲル化剤の商品名とメーカー名を提示した．

表3　各種ゲル化剤の比較

	寒天	ゼラチン	カラギーナン
原料	紅藻類 テングサ，オゴノリ	コラーゲン （動物の骨や皮）	紅藻類 ツノマタ・スギノリ
溶解	80℃以上 一般的に沸騰させて溶解する.	60℃前後 沸騰させると性質に変化が生じる.	80℃以上 一般的に沸騰させて溶解する.
凝固	30～40℃ 室温で固めることができる.	10～20℃ 冷蔵庫・氷水中で固める必要がある.	40～45℃ 室温で固めることができる.
融解	70～85℃ 体温では溶けない.	20～30℃ 体温で溶ける.	60～65℃ 体温では溶けない.
特徴	凝集性が低く口腔内で溶けない. 嚥下補助食としては窒息のリスクが高まるため注意が必要.	口腔内で溶け，喉越しがよい. 室温でも容易に溶けるため温度管理が必要.	ゼラチンのような食感と寒天の扱いやすさの両方を併せもつ. 無味無臭.

表4　ゲル化剤の主原料別のおもな商品名とメーカー名

主原料	商品名	メーカー名
寒天	介護食用寒天 介護食用とろみ寒天	伊那食品工業 伊那食品工業
ゼラチン	ゼラチンパウダークイックタイプ AUゼラチン ゼリーエース ゼラチンニューシルバー ゼラチンRR	フードケア 宮城化学 野洲化学工業 新田ゼラチン 新田ゼラチン
カラギーナン	アクアジュレパウダー クールアガー イナアガーL クリアガー	フードケア 新田ゼラチン 伊那食品工業 青葉化成
耐熱性ゲル化剤※	スベラカーゼ ソフティアゲル スルーパートナー ホット&ソフト	フードケア ニュートリー キッセイ薬品 ヘルシーフード

※高温（約40～70℃）でゲル化する．温かいゼリー食の作成が可能で，近年普及してきている．

▶Chapter 9　増粘食品を用いた経腸栄養剤の半固形化法がわかる

→（eラーニング▶スライド13）

1）半固形化法とは

半固形化法とは，経管栄養による栄養管理中で液体の経腸栄養剤を使用している場合に，合併症として起こる下痢や胃食道逆流を予防するために実施する経腸栄養法である．

胃食道逆流を予防する至適粘度は，20,000 mPa・sといわれている[3]．キサンタンガム系のネオハイトロミールⅢ（フードケア）は，経腸栄養剤に約1%添加することにより，胃内環境で胃食道逆流を予防する20,000 mPa・sと同等の粘度が得ることができる．また，注入時に液状であることから，8Fr経鼻胃経管栄養チューブからでも注入することができる．

＊必要物品　＊攪拌方法　＊注入方法

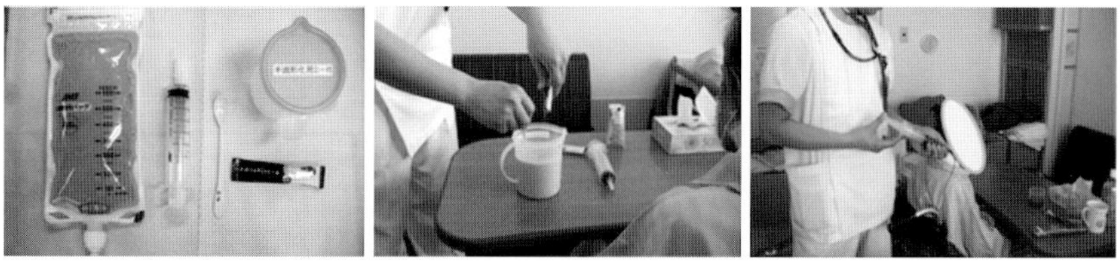

図3　半固形化法の手順例
使用増粘食品；ネオハイトロミールIII（フードケア）
使用栄養食品；アイソカル RTU（ネスレニュートリション）
①可能であれば，対象者を座位姿勢もしくは，リクライニング30度以上にする．
②経腸栄養剤に増粘食品を1％添加する．添加後，スプーンなどで「ダマ」ができないように30回攪拌する．
③攪拌直後に50ccチップを用いて経鼻胃経管栄養チューブより繰り返し注入する．注入スピードは，注入量400～600mLを10～15分かけて注入する．
④注入後，20分ほど注入時と同一体位で安静にする．

半固形化栄養法は，下痢や胃食道逆流を予防できるだけでなく，注入時間の短縮化により，ベッド上安静時間が減少し褥瘡予防に有効で，かつ十分なリハビリテーション時間の確保ができるなど，患者のQOL向上も図れる方法である．

2）半固形化法の種類

半固形化法には，胃瘻から行う方法と経鼻胃経管栄養チューブから行う方法があるが，ここでは細い経の経鼻胃経管栄養チューブからでも注入できる増粘食品を利用した半固形化法について解説する．増粘食品を用いた半固形化法は，胃内環境において経腸栄養剤と胃酸，増粘食品を反応させ，半固形化する方法である．

Chapter 9の確認事項 ▶ eラーニング スライド13対応

1 半固形化法の概要を理解する．
2 胃食道逆流を防止する至適粘度を理解する．

▶Chapter 10　半固形化法の手順例 →（eラーニング ▶ スライド14）

半固形化法の手順例を**図3**に記載した．ここで使用している増粘食品は，ネオハイトロミールIIIであるが，増粘食品の原材料が同成分であれば同じ作用が期待できると予測される．しかし，各商品で増粘多糖類の量や配合比率が違うため胃内での粘度がどれくらいになるかは不明である．他商品を使用する際は，同じ手順で同じ結果になるか不明であるので慎重な検討をしていただきたい．経腸栄養剤についても，半消化態栄養剤なら同程度の効果が期待できる．しかし，各商品でタンパク質浮遊率や脂肪浮遊率が異なるので，特に，タンパク質浮遊率が少ない商品では十分な粘度が得られない可能性があるので注意が必要である．なお，経腸栄養剤の成分栄養剤，消化態栄養剤では胃内の増粘効果が得られにくい可能性がある．

表5　半固形化法の注意点，適応

注入時注意点	増粘食品を用いた半固形化法では，8Frチューブを使用した場合，注入開始5分，量にして200～250mL程で粘度が急激に上昇し，注入に努力を要し困難となる．したがって，一度に半固形化する量は200～250mLとし，なおかつ5分以内に注入することがスムーズに注入できるポイントである．経腸栄養剤の一回量が250mLを超える場合は，分割して実施するのがよい．
半固形化法の適応	適応基準 ①胃食道逆流がある場合 ②下痢の原因が経腸栄養剤（細菌性，症候性下痢でない）の場合 ※以下の患者は慎重な検討が必要 ①胃酸分泌抑制剤を服用している患者 ②胃切手術後で胃酸分泌量が少ないと予測される患者

Chapter 10の確認事項▶**eラーニング スライド14対応**

1 半固形化法の手順例を理解する．

▶Chapter 11　半固形化法の注意点，適応（表5）→（eラーニング▶スライド15）

半固形化法は，胃内環境において経腸栄養剤に含まれるタンパク質と胃酸，増粘食品がそれぞれ反応し半固形化される方法である．したがって，胃全摘の患者や胃酸分泌抑制剤（プロトンポンプインヒビター；PPI）などを服用している患者では半固形化形成力がない，もしくは非常に弱いことが予測されるので注意が必要である．

Chapter 11の確認事項▶**eラーニング スライド15対応**

1 半固形化法の注意点を理解する．

2 半固形化法の適応を理解する．

文　献

1）大越ひろ：E.栄養摂取方法．増粘剤（トロミ調整剤）の適切な使用方法，藤谷順子編，Monthly Book Medical Rehabilitation，57：132-139，2005.

2）手嶋登志子編：高齢者の食介護ハンドブック，医歯薬出版，東京，pp.52-76，2007.

3）合田文則：半固形化栄養剤（食品）による胃ろうからの短時間注入法．臨床栄養，106（6）：757-762，2005.

72 嚥下調整食・調理器具

Lecturer ▶ 江頭文江
地域栄養ケアPEACH厚木

学習目標 *Learning Goals*

- **嚥下調整食に適した食材の選択，調理の工夫について理解する**
- **段階的な嚥下調整食を理解する**
- **嚥下調整食をつくるための調理器具について理解する**

▶ Chapter 1 はじめに → (eラーニング ▶ スライド1)

摂食嚥下障害があることで，認知，咀嚼，嚥下などの機能を考慮した食事が必要となる．不適切な食形態・食物は，誤嚥のリスクとなりうる．姿勢などの食べる環境調整を行っても，最終的に口に入る食物が危険であれば，誤嚥は防げない．

ここでは，安全でおいしい嚥下調整食を提供するために，嚥下調整食に適した食材を選択し，その調理法や段階的な嚥下調整食，調理器具について解説する．

▶ Chapter 2 嚥下調整食に求められるもの → (eラーニング ▶ スライド2)

摂食嚥下障害には，低栄養や脱水，誤嚥や窒息などの大きな課題がある．そのため嚥下調整食とは，個々の機能を考慮し，低栄養や脱水を予防し，栄養に富み，調理・工夫された食事であり，誤嚥予防ができる安全なものでなければならない．また，食事のたびにゼリーやとろみの濃度が異なるということではなく，同じメニューはいつも同じ物性で提供できるための品質管理のシステムが必要である．

訓練食という位置づけもあるが，食の楽しみ，欲求を満たしてくれるものとして「おいしい」ということも必須条件である．おいしさの要素には視覚，嗅覚，触覚，聴覚，味覚，温覚などがある．

▶ Chapter 2の確認事項 ▶ eラーニング スライド2対応

1 嚥下調整食に必要な要素を理解する．

▶ Chapter 3 栄養補給と嚥下調整食の流れ → (eラーニング ▶ スライド3)

摂食訓練の食形態は，個々の機能にあわせて難易度の低い食形態から難易度の高いものに段階的に移行していく（**図1**）．さまざまな食形態の段階については後述するが，栄養アセスメントとともに必要栄養量をどのように摂取できるか，その障害度にあわせて「経管栄養のみ」「経験栄養と経口摂取」「経口摂取のみ」のように判断していく．

ステップアップの際には，量（摂取量），質（食形態），回数（1日の回数）などにポイントを絞り，場合によっては，複数の介入をせず単介入のみの変更で経過をみる，変更時は朝夕ではなく人手がある昼

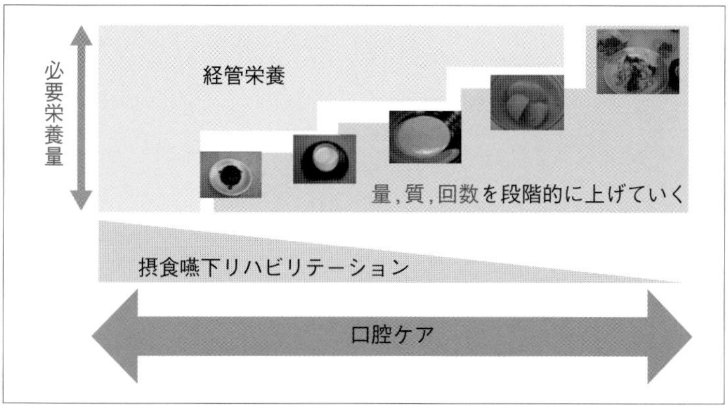

図1　栄養補給と嚥下調整食の流れ

食にする，などの工夫が必要となる．

Chapter 3の確認事項▶**eラーニング スライド3対応**

1 嚥下調整食のステップアップのポイントを理解する．

▶Chapter 4　嚥下調整食の条件 →（eラーニング▶**スライド4,5**）

嚥下調整食の条件は，以下のとおりである．

1）食塊としてまとまっている

咀嚼や食塊形成ができない場合でも対応できるよう，まとまっているものがよい．

2）流動性が強くなく，適度な粘性がある

サラサラの液体ではなく，適度な粘性がある物性がよい．しかし，粘性は強すぎても口腔や咽頭残留につながりやすく，適さない．

3）咽頭通過に際し，変形性がある

狭い咽頭の空間を残留なく通過するためには，食塊そのものが変形しやすいとよい．

4）口腔や咽頭でバラバラになりにくい（凝集性）

咀嚼や食塊形成時にバラバラになると，残留や誤嚥につながってしまう．物性は，硬さだけではなく，付着性，凝集性，粘性なども考慮され，総合的に判断される．物性により，食塊形成や咽頭通過のしやすさが変わる．

5）味・香りがはっきりしている（味覚や嗅覚を刺激）

嚥下調整食はミキサーにかけることで味や香りがぼけやすい．料理はしっかりと味や香りをつけたり，ソースなどを利用し，表面に味をつける．

6）均質性がある

味噌汁，分粥，きざみとろみ食などのように，粒のあるものや液体と固形物が混じっている状態はよくない．特に重度嚥下障害患者では，ミキサー類を用いて細かく粉砕し，均一に仕上げる．ただし，嚥下機能の向上に合わせ，均一性から不均一へと移行することはある．

7）温度は，冷たいか温かいなど体温に近くない温度がよい

ただし，熱い料理などは温覚障害のある人は熱傷に注意しなければならないため，最初の試行食と

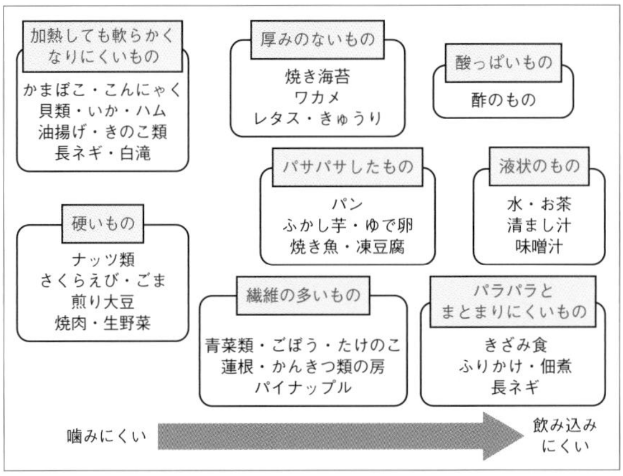

図2　食材の特徴を知る

しては，冷たいゼリーなどが用いられやすい．

▶ Chapter 4の確認事項▶**eラーニング スライド4, 5対応**

1 嚥下調整食に必要な条件を理解する．

▶Chapter 5　**食材の特徴を知る**（図2）→（eラーニング▶**スライド6**）

安全な嚥下調整食をつくるために，食材の特徴を知り，適切な食材を選択する．

1）加熱しても軟らかくなりにくいもの

かまぼこやハム，こんにゃく，きのこ類，貝類，油揚げなどがあげられる．これらは，細かく切ったとしてもバラバラになってしまうだけで，口腔内でうまくまとめることができない．常食といっても，サラダのなかに入っているハムやかまぼこなどの加工食品は硬く，食材そのものが誤嚥の危険性を秘めている．長ネギは薬味として味噌汁に入れたり，かに玉の具のなかに入れたりといろいろな調理に使われる．みじん切りにして使ったとしても，長ネギ自体が硬く咽頭残留しやすい．こんにゃくや白滝なども同様である．小さく切っても硬いものは調理で用いることは難しく，取り除いて別の食材を加える．

2）硬いもの

ナッツ類，ごま，さくらえび，煎り大豆などがある．食材そのものが硬く，咀嚼してもバラバラになるだけで，誤嚥しやすい．

3）厚みのないもの

厚みのない（薄い）焼き海苔やワカメは，硬口蓋にくっつきやすい．口腔内で食物を認知するとき，その硬さや大きさ，味などいろいろな要素が影響するが，口腔内の環境が十分でないとこの口腔内での認知機能は低下し，食物が口に入ってもうまく情報をキャッチできない．厚みのないものは，口腔内で認知しにくいものの一つである．

4）繊維の多いもの

たけのこやごぼう，れんこんなどの根菜類，青菜類，魚料理など繊維の多いものはうまく噛み切れず，口腔内に残留しやすい．咀嚼機能の低下が軽度であれば，繊維を断つように切ったりしっかりと下茹でしたりすることで対応できる.

5) パサパサしたもの

咀嚼や食塊形成には，唾液は大きな要素の一つである．摂食嚥下障害患者は，口腔乾燥などがみられ，咀嚼や食塊形成能に大きな影響を与える．料理のなかの水分が少なければ，さらに十分な咀嚼ができず口に溜め込んだり，窒息の原因になったりもする.

6) 酸っぱいもの

本来，お酢はむせやすいものである．かんきつ類などの酸味や酢のものもむせやすい．酢のものは三倍酢にする，酢を一度飛ばすなど工夫できる.

7) パラパラとまとまりにくいもの

佃煮やふりかけなど高齢者はよく使用しているのをみかけるが，実はこれがむせの原因となっていることが多い．また，肉は硬いからと代わりにひき肉を使うことがあるが，ひき肉もそぼろ状にしては逆に口腔内でまとまらず咽頭残留しやすい.

8) さらっとしたもの（液体）

さらっとした液体は口腔や咽頭の通過速度が速く，誤嚥につながりやすい.

Chapter 5の確認事項 ▶ **eラーニング スライド6対応**

1 食材の特徴と摂食嚥下機能への影響を理解する.

▶ Chapter 6　調理上の工夫（図3） →（eラーニング ▶ **スライド7**）

咀嚼や嚥下機能を助けたり，逆に引き出したりするための調理の工夫について述べる.

生では硬い食材も，加熱することで軟らかくなる．繊維を断つよう切り方を工夫し，十分に軟らかくなるまで加熱する．パサパサする食材には水分や油脂を加え，軟らかく滑らかに仕上げる.

芋類や卵などのつなぎを入れることで，まとまりやすく，軟らかく仕上げることもできる．和えものの和え衣は，和える食材をうまくつなぐ役割もする.

液体は，そのままではなく，とろみをつけ，飲み込みやすくする.

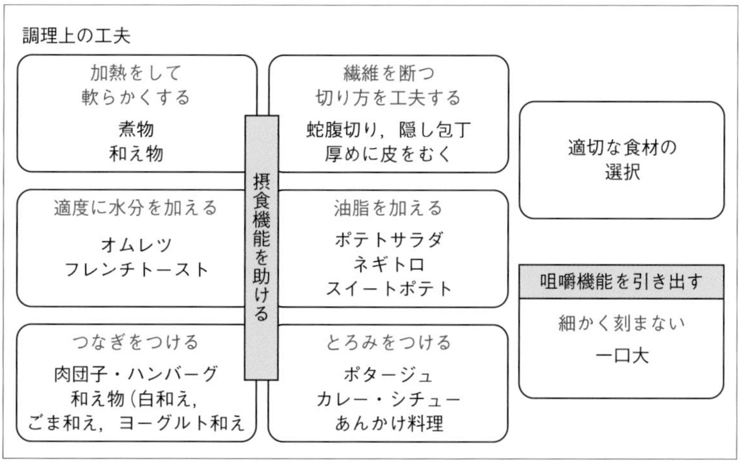

図3　調理上の工夫

タンパク質食品には，低温で長時間加熱することにより，うま味を引き出し，余分な水分を落とすことなく仕上げることもできる.

食べやすい大きさは個々によりさまざまだが，細かくきざみすぎては十分な咀嚼を引き出すことはできない．また，単に食材や料理をきざんだだけのものは口腔や咽頭残留につながり，嚥下調整食としては適さない.

Chapter 6の確認事項▶eラーニング スライド7対応

1 さまざまな調理上の工夫を理解する.

▶Chapter 7 日本摂食嚥下リハビリテーション学会嚥下調整食分類2013（食事）(表1，図4) →（eラーニング▶スライド8, 9）

嚥下調整食の分類の一つとして，日本摂食嚥下リハビリテーション学会嚥下調整食特別委員会から提案された，嚥下調整食学会分類2013（学会分類2013）がある．学会分類2013は概説，総論と学会分類2013（食事），学会分類2013（とろみ）から成る.

学会分類2013（食事）は，成人の中途障害による摂食嚥下障害例に対応できるように検討された．例外（適応外）としては，器質的な狭窄による嚥下障害例や小児の摂食嚥下障害の発達過程を考慮した嚥下調整食等がある.

原則的に段階を形態のみで表記しており，量や栄養成分については設定していない．段階数は，大きく5段階とし，コード番号を付与している．これにより既存の分類と整合性をとり，多くの施設で使用できることを目指した.

コードのなかのjはゼリー(jelly)状，tはとろみ(thick)状を表す.

0jは，均質で付着性が低く，凝集性が高く硬さが軟らかく，離水が少ないゼリーであり，0tは，均質で付着性が低く，粘度が適切で，凝集性の高いとろみ水であり，どちらも嚥下訓練食としての位置づけである．なお，誤嚥した際の組織反応や感染を考慮して，タンパク質含有量が少ないものであることが望ましい.

コード1jは，咀嚼に関連する能力は不要で，均質でなめらかな離水が少ないゼリー・プリン・ムース状の食品である.

コード2は，一般的にミキサー食，ピューレ食，ペースト食とよばれていることが多い．スプーンですくって口腔内の簡単な操作により適切な食塊にまとめられるもので，送り込む際に多少意識して口蓋に舌を押しつける必要がある．一般にはミキサー食やペースト食といわれることが多い．2-1はなめらかで均質なもの，2-2は軟らかい粒などを含む不均質なものである.

コード3は，軟らか食，ソフト食とよばれていることが多い．形はあるが，歯や補綴物がなくても押しつぶしが可能で，食塊形成が容易であり，口腔内操作時の多量の離水がなく，一定の凝集性があって咽頭通過時のばらけやすさがない．軟らか食などといわれるものが多い.

コード4は，咀嚼や嚥下機能が軽度低下のある人を想定し，食材と調理方法を選択したものである．軟菜食，移行食とよばれるものがここに含まれる．具に配慮された煮込み料理など，一般食でもこの段階に入るものはある.

表1　日本摂食嚥下リハビリテーション学会嚥下調整食分類2013（食事）早見表

（注：『日摂食嚥下リハ会誌17（3）：255-267，2013』または 日本摂食嚥下リハ学会ホームページ：https://www.jsdr.or.jp 『嚥下調整食学会分類2013』を必ずご参照ください.）

コード【I-8項】		名称	形態	目的・特色	主食の例	必要な咀嚼能力【I-10項】	他の分類との対応【I-7項】
0	j	嚥下訓練食品0j	均質で，付着性・凝集性・かたさに配慮したゼリー 離水が少なく，スライス状にすくうことが可能なもの	重度の症例に対する評価・訓練用 少量をすくってそのまま丸呑み可能 残留した場合にも吸引が容易 たんぱく質含有量が少ない		（若干の送り込み能力）	嚥下食ピラミッドL0 えん下困難者用食品許可基準 I
0	t	嚥下訓練食品0t	均質で，付着性・凝集性・かたさに配慮したとろみ水 （原則的には，中間のとろみあるいは濃いとろみ*のどちらかが適している）	重度の症例に対する評価・訓練用 少量ずつ飲むことを想定 ゼリー丸呑みで誤嚥したりゼリーが口中で溶けてしまう場合 たんぱく質含有量が少ない		（若干の送り込み能力）	嚥下食ピラミッドL3の一部 （とろみ水）
1	j	嚥下調整食1j	均質で，付着性，凝集性，かたさ，離水に配慮したゼリー・プリン・ムース状のもの	口腔外で既に適切な食塊状となっている（少量をすくってそのまま丸呑み可能） 送り込む際に多少意識して口蓋に舌を押しつける必要がある 0jに比し表面のざらつきあり	おもゆゼリー，ミキサー粥のゼリー　など	（若干の食塊保持と送り込み能力）	嚥下食ピラミッドL1・L2 えん下困難者用食品許可基準 II UDF区分4（ゼリー状） （UDF：ユニバーサルデザインフード）
2	1	嚥下調整食2-1	ピューレ・ペースト・ミキサー食など，均質でなめらかで，べたつかず，まとまりやすいもの スプーンですくって食べることが可能なもの	口腔内の簡単な操作で食塊状となるもの（咽頭では残留，誤嚥をしにくいように配慮したもの）	粒がなく，付着性の低いペースト状のおもゆや粥	（下顎と舌の運動による食塊形成能力および食塊保持能力）	嚥下食ピラミッドL3 えん下困難者用食品許可基準 II・III UDF区分4
2	2	嚥下調整食2-2	ピューレ・ペースト・ミキサー食などで，べたつかず，まとまりやすいもので不均質なものも含む スプーンですくって食べることが可能なもの		やや不均質（粒がある）でもやわらかく，離水もなく付着性も低い粥類	（下顎と舌の運動による食塊形成能力および食塊保持能力）	嚥下食ピラミッドL3 えん下困難者用食品許可基準 II・III UDF区分4
3		嚥下調整食3	形はあるが，押しつぶしが容易，食塊形成や移送が容易，咽頭でばらけず嚥下しやすいように配慮されたもの 多量の離水がない	舌と口蓋間で押しつぶしが可能なもの 押しつぶしや送り込みの口腔操作を要し（あるいはそれらの機能を賦活し），かつ誤嚥のリスク軽減に配慮がなされているもの	離水に配慮した粥　など	舌と口蓋間の押しつぶし能力以上	嚥下食ピラミッドL4 高齢者ソフト食 UDF区分3
4		嚥下調整食4	かたさ・ばらけやすさ・貼りつきやすさなどのないもの 箸やスプーンで切れるやわらかさ	誤嚥と窒息のリスクを配慮して素材と調理方法を選んだもの 歯がなくても対応可能だが，上下の歯槽堤間で押しつぶすあるいはすりつぶすことが必要で舌と口蓋間で押しつぶすことは困難	軟飯・全粥など	上下の歯槽堤間の押しつぶし能力以上	嚥下食ピラミッドL4 高齢者ソフト食 UDF区分2およびUDF区分1の一部

学会分類2013は，概説・総論，学会分類2013（食事），学会分類2013（とろみ）から成り，それぞれの分類には早見表を作成した．本表は学会分類2013（食事）の早見表である．本表を使用するにあたっては必ず「嚥下調整食学会分類2013」の本文を熟読されたい．なお，本文中の【　】表示は，本文中の該当箇所を指す．

*上記0tの「中間のとろみ・濃いとろみ」については，学会分類2013（とろみ）を参照されたい．

本表に該当する食事において，汁物を含む水分には原則とろみを付ける．【I-9項】

ただし，個別に水分の嚥下評価を行ってとろみ付けが不要と判断された場合には，その原則は解除できる．

他の分類との対応については，学会分類2013との整合性や相互の対応が完全に一致するわけではない．【I-7項】

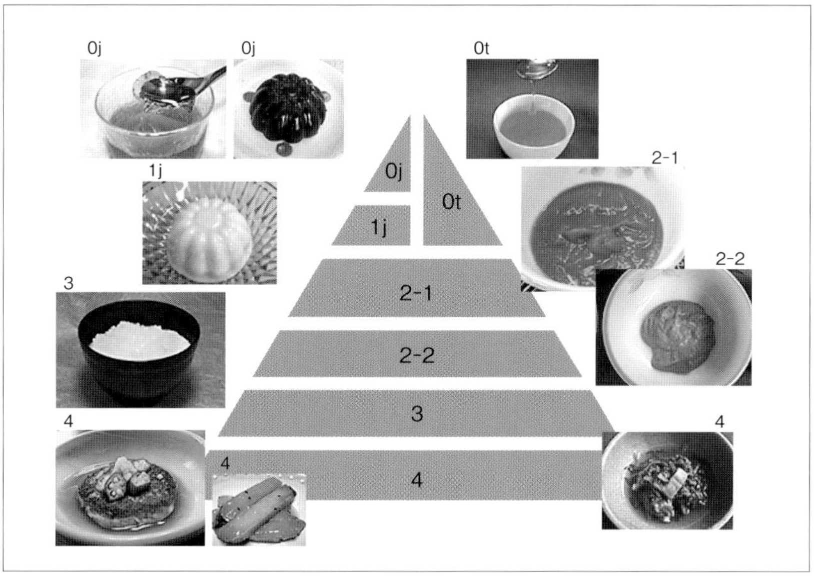

図4　日本摂食嚥下リハビリテーション学会嚥下調整食分類2013（食事）

Chapter 7の確認事項 ▶ eラーニング スライド8, 9対応

1 日本摂食嚥下リハビリテーション学会嚥下調整食分類2013（食事）の概要を理解する．

▶Chapter 8　日本摂食嚥下リハビリテーション学会嚥下調整食分類2013（とろみ）→（eラーニング ▶ スライド10）

学会分類2013（とろみ）では，摂食嚥下障害患者のためのとろみ付き液体を，薄いとろみ，中間のとろみ，濃いとろみの3段階に分けて表示した．客観的評価項目として粘度計で測定した粘度，臨床現場で測定可能な粘度簡易測定法Line Spread Test（LST）値を示した．

段階1　薄いとろみ

「drink」するという表現が適切なとろみの程度であり，口に入れると口腔内に広がり，飲み込む際に大きな力を要しない．細いストローでも十分に吸える．粘度は50～150mPa・s，LST値は36～43mmである．

段階2　中間のとろみ

口腔内での動態はゆっくりですぐには広がらず，舌の上でまとめやすい．「drink」するという表現が適切だが，スプーンですくってもあまりこぼれず，一方フォークでは歯の間から落ちてすくえない程度．食事の学会分類2013の0tとして摂取する場合には，スプーンを用いることが想定される．粘度は150～300mPa・s，LST値は32～36mmである．

段階3　濃いとろみ

明らかにとろみがついており，まとまりがよく，送り込むのに力が必要である．スプーンで「eat」するという表現が適切で，ストローの使用は適していない．とろみ調整食品の種類によっては，付着性が増強して，かえって嚥下しにくくなることがあるため，試飲し確認したうえで選択する．粘度は300～

表2　日本摂食嚥下リハビリテーション学会嚥下調整食分類2013（とろみ）早見表

（注：『日摂食嚥下リハ会誌17（3）：255-267，2013』または 日本摂食嚥下リハ学会ホームページ：https://www.jsdr.or.jp 『嚥下調整食学会分類2013』を必ずご参照ください.）

	段　階　1 薄いとろみ 【Ⅲ-3項】	段　階　2 中間のとろみ 【Ⅲ-2項】	段　階　3 濃いとろみ 【Ⅲ-4項】
英語表記	Mildly thick	Moderately thick	Extremely thick
性状の説明 （飲んだとき）	「drink」するという表現が適切なとろみの程度 口に入れると口腔内に広がる液体の種類・味や温度によっては，とろみが付いていることがあまり気にならない場合もある 飲み込む際に大きな力を要しないストローで容易に吸うことができる	明らかにとろみがあることを感じがありかつ，「drink」するという表現が適切なとろみの程度 口腔内での動態はゆっくりですぐには広がらない 舌の上でまとめやすい ストローで吸うのは抵抗がある	明らかにとろみが付いていて，まとまりがよい 送り込むのに力が必要 スプーンで「eat」するという表現が適切なとろみの程度 ストローで吸うことは困難
性状の説明 （見たとき）	スプーンを傾けるとすっと流れ落ちる フォークの歯の間から素早く流れ落ちる カップを傾け，流れ出た後には，うっすらと跡が残る程度の付着	スプーンを傾けるととろとろと流れる フォークの歯の間からゆっくりと流れ落ちる カップを傾け，流れ出た後には，全体にコーテイングしたように付着	スプーンを傾けても，形状がある程度保たれ，流れにくい フォークの歯の間から流れ出ない カップを傾けても流れ出ない（ゆっくりと塊となって落ちる）
粘度（mPa・s） 【Ⅲ-5項】	50-150	150-300	300-500
LST値（mm） 【Ⅲ-6項】	36-43	32-36	30-32

学会分類2013は，概説・総論，学会分類2013（食事），学会分類2013（とろみ）から成り，それぞれの分類には早見表を作成した.

本表は学会分類2013（とろみ）の早見表である．本表を使用するにあたっては必ず「嚥下調整食学会分類2013」の本文を熟読されたい.

なお，本表中の【　】表示は，本文中の該当箇所を指す.

粘度：コーンプレート型回転粘度計を用い，測定温度20℃，ずり速度$50\,\mathrm{s}^{-1}$における1分後の粘度測定結果【Ⅲ-5項】.

LST値：ラインスプレッドテスト用プラスチック測定板を用いて内径30mmの金属リングに試料を20ml注入し，30秒後にリングを持ち上げ，30秒後に試料の広がり距離を6点測定し，その平均値をLST値とする【Ⅲ-6項】.

注1．LST値と粘度は完全には相関しない．そのため，特に境界値付近においては注意が必要である.

注2．ニュートン流体ではLST値が高く出る傾向があるため注意が必要である.

500mPa・s，LST値は30～32mmである.

Chapter 8の確認事項 ▶ **eラーニング スライド10対応**

1 日本摂食嚥下リハビリテーション学会嚥下調整食分類2013（とろみ）の概要を理解する.

▶Chapter 9　嚥下調整食の品質管理（図5）→（eラーニング▶**スライド11**）

嚥下調整食は，食材の特徴を理解し，適切な食材を選択し，材料の計量や調理工程，でき上がり料理の管理など，その品質管理には十分な配慮が必要であり，またその品質管理では提供する料理の基準化がされており，その物性が調理後から食べ終わるまで一定であることが求められる.

1. ゼリーやペースト状，粥などの料理の物性が一定である
2. 増粘食品の使用濃度が基準化されている
3. 調理後も料理の保存や摂食過程において，物性は一定である

● 品質管理を行ううえで注意したいポイント

・調理プロセス
・調理後の料理の保存
・食事提供側の提供基準がある
・食事提供後の変化に対応できるシステム

図5　嚥下調整食の品質管理

品質管理を行うためには，調理プロセスや調理後の料理の保存システムについて構築する．調理工程では，ミキサーにかけるときの食材と水分の割合やどの程度ミキサーにかけるかなど，誰が調理しても同じように仕上がるように工夫する．

さらには，フロアで食事を提供するときの配慮（どういう順番で配膳・食事介助を行うか等），介助側の提供基準がある．ゼリーが溶ける，離水する，お粥が分離する，冷めて物性が変化するなど，食事提供後の変化に対応できるようなシステムも押さえておく必要がある．

Chapter 9の確認事項 ▶ eラーニング スライド11対応

1 嚥下調整食の品質管理に必要な要素を理解する．
2 調理工程に関する品質管理上のポイントを理解する．
3 調理工程に関する食事提供のポイントを理解する．

▶Chapter 10　ゼリー食をつくるうえでのポイント（表3） → （eラーニング ▶ スライド12）

ゼリー食をつくるうえでのポイントは，ゲル化剤の特徴を知ることである．ゲル化剤により，溶解温度や冷却温度などが異なる．ゼラチンは，80℃の加熱で十分溶解するが，常温では固まらない．一方，80℃以上の加熱を必要とするが，常温で固まるものもある．最近では，非加熱タイプの嚥下調整食用ゲル化剤や酵素入りゲル化剤もある．

また，何をゼリーにするかにより使用濃度は異なる場合がある．お茶のゼラチンゼリーと果汁のゼラチンゼリーでは，同じ1.6％であっても，果汁のゼリーのほうが糖質の影響を受け硬く仕上がる．ほかにも，濃厚流動食や牛乳など濃度がある液体や，野菜，魚などを調理しミキサーにかけてゼリー寄せにする場合，その食材をミキサーにかけるときの食材と水分の割合などで仕上がりは異なる．

調味や味つけはしっかり行う．基本的に味つけは固める前の液体で行うことが多いが，液体と固形物では味の感じ方が異なり，固形物のほうが味を感じにくい．表面にソースをかけるなどの工夫もよい．

食材をミキサーにかけてゼリー寄せやムースをつくる場合，冷却の過程で液体と固形物が分離しないように，冷却時間や攪拌などの工夫をする．

表3　ゼリー食をつくるうえでのポイント

1. ゲル化剤の選択	ゲル化剤により，溶解温度，冷却温度，調整方法などが異なる
2. 食材の選択	お茶，果汁，重湯，野菜や魚などの食材をミキサーにかけたものなどにより，濃度が異なる 糖度・粘度などにより物性に影響するものへの対応
3. ミキサーにかけるときの食材と水分の割合	割合により，仕上がりが異なる
4. 調味，味つけの工夫	ゼリーのなかに調味する，ソースなどを利用し表面に味をつけるなど工夫する
5. 分離しないように，冷却時の工夫	氷水で冷やす，常温で固まるなどゲル化の温度により冷却の仕方が異なる．分離するとゼリーは不均一となる

Chapter 10の確認事項 ▶ **eラーニング スライド12対応**

1 ゼリー食をつくる際のポイントを理解する．

▶Chapter 11　調理器具（ミキサー類）（図6）→（eラーニング ▶ スライド13）

嚥下調整食を調理する工程で必要となるのが，ミキサー類である．食材やその量により，使い分けることができる．

フードカッターは，みじん切りなどの下処理に使用することが多くある．また，液体の少ないものを粉砕するときに使用する．液体が多いと，うまく粉砕できない．ペースト状に仕上げたいときなどにも利用できる．

一方で，ジューサーミキサーは，液体を含んだ食材や料理を粉砕するときに使用する．ゼリー寄せや

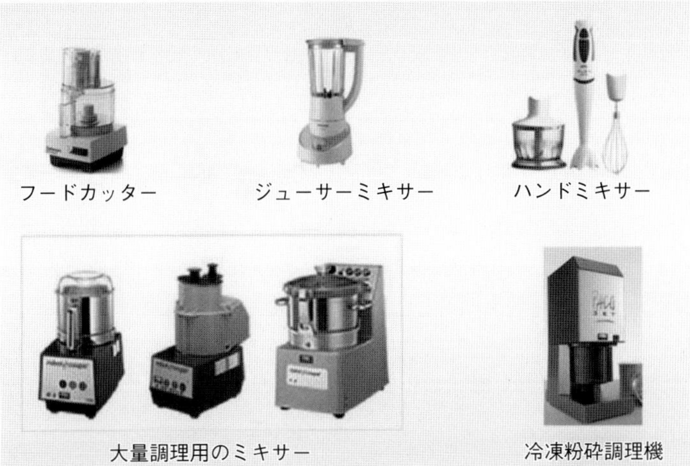

図6　調理器具（ミキサー類）

ムースをつくるときによく利用できる.

ハンドミキサーは，少量を粉砕したいときに便利で，少人数の施設や在宅向きである．縦長の容器に直接食材を入れられ，加える液体の量にかかわらず粉砕することができる.

大量調理での粉砕には，3リットル，6リットルなど，さまざまなタイプのものがある.

冷凍粉砕調理機は，付属の専用容器で冷凍した食材を，解凍することなく凍ったまま特殊刃の回転によって0.01mm以下に粉砕し，ピューレ状，ムース状に仕上げることができる．3回裏ごしをした以上の滑らかな食感を得ることができる.

Chapter 11の確認事項 ▶ **eラーニング スライド13対応**

1 それぞれの調理器具の特性を理解する.

索　引

日本摂食嚥下リハビリテーション学会
eラーニング対応
第5分野 摂食嚥下障害患者の栄養 Ver. 3

ISBN978-4-263-44898-4

2011年5月20日 第1版第1刷発行
2014年10月5日 第1版第2刷発行
2015年12月10日 第2版第1刷発行
2020年9月25日 第3版第1刷発行

編 集 日本摂食嚥下リハビリテーション学会

発行者 白 石 泰 夫

発行所 医歯薬出版株式会社

〒113-8612 東京都文京区本駒込1-7-10
TEL.(03)5395-7638(編集)・7630(販売)
FAX.(03)5395-7639(編集)・7633(販売)
https://www.ishiyaku.co.jp/
郵便振替番号 00190-5-13816

乱丁，落丁の際はお取り替えいたします． 印刷・真興社／製本・愛千製本所